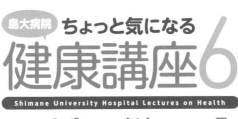

島大病院 ちょっと気になる
健康講座6

Shimane University Hospital Lectures on Health

about disease

about health

about hospital facility

ごあいさつ

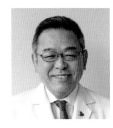

　本講座は、2013年11月に開始した院内ミニ講座で、毎週木曜日11：00〜外来棟1階ロビーで開催しております。2020年に7年目を迎え、回数は300回を超えました。講座では医師のほか、様々な医療職員が、最新治療や健康維持に役立つ情報を紹介しています。本書は、2019年の講座1年分をまとめたものです。

　当院は、県内唯一の特定機能病院として、高度先進医療の提供を使命とし、高度急性期医療、がん医療の推進、再生医療の充実を図っています。早期から体に負担の少ない内視鏡手術やロボット支援下手術を導入し、2018年度の看護師一人あたりの手術件数は全国1位となりました。さらに救急・外傷分野でも高い評価を得ており、災害時には、災害医療・危機管理センターが大きな機能を果たし、全国各地にDMATを派遣しています。

　一方で、全県にあまねく医療が行きわたるように、へき地への医師派遣も地道に行っています。「地域包括ケア」にも積極的に取り組み、退院後在宅で安心して療養し、スムーズに日常生活に戻れるように、地域医療連携センターのソーシャルワーカーが地域の関係者と密接に連絡をとり、看護部では「退院後訪問」を行い、病院から在宅へ、笑顔での「ただいま」と「おかえり」をお手伝いしています。

　本講座は、島大病院の職員が地域の皆様と交流する特別な時間です。どうぞ実際に参加してみてください。体を動かし、交流を楽しむことで、脳も活性化し、健康寿命も延びると言われます。さあ、「健康講座」が始まります。心豊かなひとときをお過ごしください。

島根大学医学部附属病院長

井 川 幹 夫

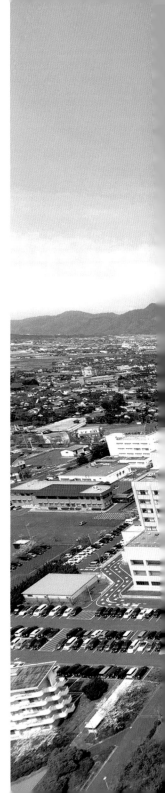

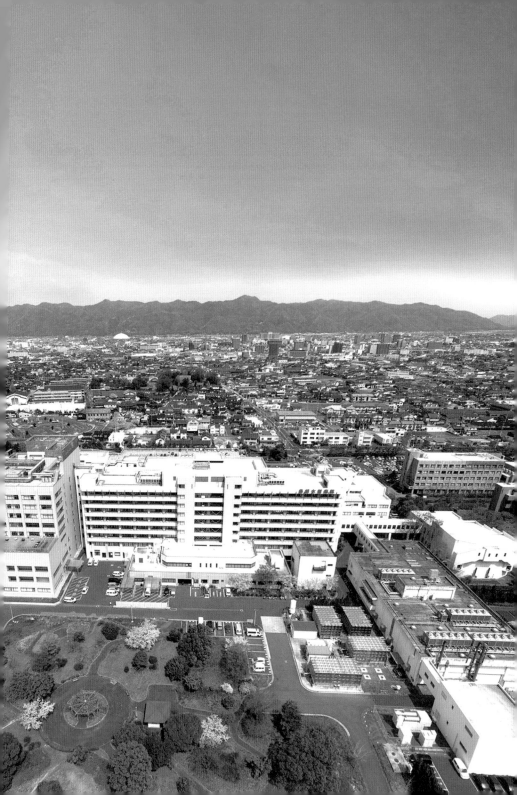

目次 index

健康のはなし

病院施設・検査機器のはなし

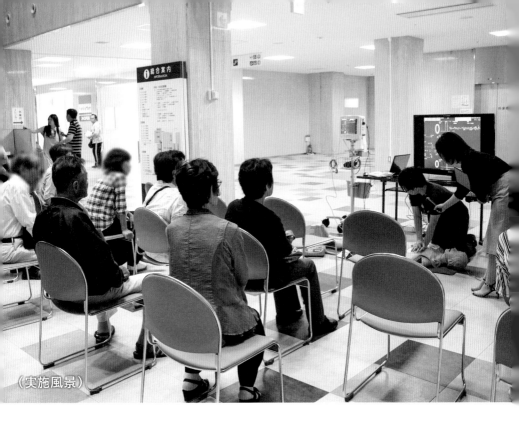

（実施風景）

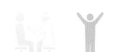

島大病院 ちょっと気になる

健康講座6

Shimane University Hospital Lectures on Health

　島大病院には、専門知識を備えた、医師をはじめとする様々な職種の職員が医療・相談業務に携わっています。
　本院を受診される患者さんや一般市民の方への少しばかりのサービス提供事業として、2013年11月から健康や医療に関するミニ講座を定期的に開催しています。

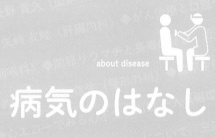

about disease

病気のはなし

1

● 平成31年 1月10日発行

加齢黄斑変性症
について

眼科　杉原　一暢

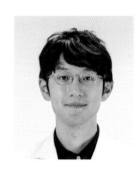

病気のはなし

加齢黄斑変性症について

> 両眼で見ているとわからない病気もあります。
> たまには片眼を隠して、周りの景色が歪んで
> いないか確認してみましょう。

　視力が下がる原因は白内障、緑内障、網膜剥離と様々あります
が、加齢黄斑変性もその一つです。50歳以上の1％程度がかか
る病気ですので決して多い病気ではありませんが、成人の中途失
明原因の第4位です。高齢者に多い病気のため今後、高齢化が進
むと増えていくことが予想されます。
　加齢黄斑変性は、眼の奥にある網膜、その中でも視力の出方に
関与する黄斑という部分の病気です。周辺の見え方は変わりませ
んが、中心が暗くなって見えたり歪んで見えたりする症状が出て
きます。一番の原因は加齢ですが、喫煙や紫外線も原因になりま

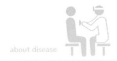

す。日常生活で完全に紫外線を避けることはできません。みな
さんができることは禁煙や紫外線の予防（つばの広い帽子やUV
カットのサングラス）です。

　万が一、発症してしまった場合は、進行予防のためにサプリメ
ント（ルテイン・ゼアキサンチンなどの抗酸化物質の内服）が進

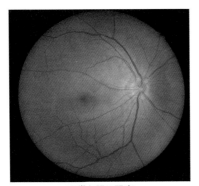

正常な眼の眼底

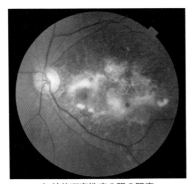

加齢黄斑変性症の眼の眼底

● 平成31年 1月10日掲載

行予防に良いといわれています。以前はレーザー治療などしかなく、予後が悪い病気でしたが、約10年前に抗VEGF薬という薬が保険適用されました。この薬のおかげで治療予後が改善し、失明を防ぐことができるようになってきました。ただ、この薬の効能は1〜2か月と繰り返しの投与が必要になることや、価格が高いこと（10割負担で15万円程度）が問題点です。

　現在、後発医薬品の発売も予定されていますし、各企業が新薬を開発していますので今後も治療法が変わっていく可能性がありますが、当院の眼科では、常に最新の治療を受けることが出来るように治療法をアップデートしています。

病気のはなし

加齢黄斑変性症について

まとめ

- 眼の病気を自分で見つけるためには片眼ずつチェックするのが早期発見のコツです。
- どのような病気も早期発見が悪化を防ぐのには重要です。

● 平成31年1月17日開催

小児がんについて

小児科　金井　理恵

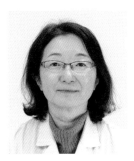

小児がんをご存じですか？

　子どもにも"がん"があるのをご存じでしょうか。"小児がん"とは15才以下に発症する悪性腫瘍を指します。成人の新規がん診断数が年間10万人に比べて小児がんは年間2,500人程度と、かなり少ないので、皆さんのまわりで聞かれることはあまりないのではないかと思います。子どもに発症するがんは大人とは異なっており、胃がん、大腸がんなどはほとんどありません。最も多いのは血液腫瘍である白血病ですが、細かな種類は大人とは異なっています。固形腫瘍では神経芽腫、肝芽腫、網膜芽腫などがありますが、ほぼ肉腫と呼ばれるがんです。原因はまだはっきりとし

● 平成31年1月1日発行

たことがわかっていませんが、成人のような生活習慣は関係無く、またお母さんのお腹にいる時になにかあったということでもありません。

　がんの治療は大人と同様に、化学療法、放射線療法、外科手術、造血幹細胞移植、免疫療法など複数の方法を組み合わせた集学的

小児がんの種類

47種類に分類　　● 血液腫瘍　　　　● 固形腫瘍
　　　　　　　　　　■ 白血病　　　　　　■ 脳腫瘍
　　　　　　　　　　■ 悪性リンパ腫　　　■ 神経芽腫
　　　　　　　　　　　　　　　　　　　　　■ 肝芽腫
　　　　　　　　　　　　　　　　　　　　　■ 腎芽腫（ウィルムス腫瘍）
　　　　　　　　　　　　　　　　　　　　　■ 網膜芽腫
　　　　　　　　　　　　　　　　　　　　　■ 横紋筋肉腫
　　　　　　　　　　　　　　　　　　　　　■ 骨肉腫
　　　　　　　　　　　　　　　　　　　　　　　　　　など

小児がん支援　レモネードスタンド

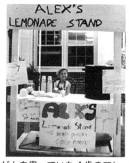

小児がんを患っていた4歳のアレックスが始めたレモネードスタンド募金

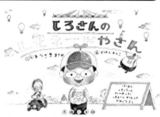

日本でも広まりつつあります。
レモネードスタンドを始めた男の子
しろさんとその友達が作った絵本

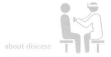
治療です。髪が抜ける、嘔気、感染症など様々な合併症も乗り越えなくてはなりませんが、思いもかけずがんを発症してしまった子どもたちは勇敢に病気に立ち向かっています。病気と闘うだけでは無く、治療中も勉強や友達と遊ぶといった普通の生活をすることも大事なことになってきます。当院には小学校、中学校の教室があり、子どもたちは治療しながら通っています。

　近年、小児がんは７割以上が治るようになっており、小児がん患者さんも成人になり次の世代を担っていくことができるようになりました。治療後何の問題もない子どももいれば、合併症を抱えながら生活をしていく子どももいます。つらい治療を乗り越えてきた子どもたちは強い力を秘めているので、きっと困難も乗り越えていけると信じています。

　小児がんのご理解の一端になればと思います。

> **まとめ**
>
> １．小児がんは大人のがんと比べて稀で、年間2,500人が発症し、現在１万6,000人くらいが闘っています。
> ２．小児がんの種類は成人と異なっており、ほぼ肉腫です。
> ３．小児がんは予防できるものではありませんが、化学療法、放射線療法が有効で、治癒可能な疾患です。
> ４．今後多くの小児がん経験者（サバイバー）が成人し、社会に出ていくことが予測されます。

3

● 平成31年1月24日開催

双極性障害（躁うつ病）について

精神科神経科　三浦　章子

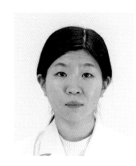

> 治療だけでなく、ストレスの少ない無理のない生活を送り、自分自身のペースを大切にすることが重要です。

双極性障害（躁うつ病）は、日常生活の中で経験するような誰にでもある気持ちの浮き沈みをこえて、自分の力ではコントロールできないほどの「躁状態」や「うつ状態」を繰り返す病気のことです。うつ病は「うつ状態」だけですが、双極性障害は「躁状態」と「うつ状態」を繰り返します（図1）。100人に1人ほどの頻度で認められ、男女差はほとんどありません。発症年齢は、30歳くらいが平均的ですが、様々な年齢で発症することがあります。

双極性障害は、単なる「こころの病気（気の持ちよう）」ではなく、「脳の病気」であり、患者さんの脳の中では、脳のはたらきを調

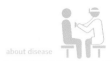

節しているホルモンのようなもの（神経伝達物質）が、異常に増えたり減ったりすることで、バランスが崩れていると考えられています。その他にも、体質（遺伝素因）、生活習慣（環境）、もともとの性格（病前性格）などの要素も、複雑に関係していると考えられています。

　双極性障害に対する治療は、ある程度確立しています。治療方法は、大きく分けて、①薬物治療（気分安定薬、非定型抗精神病薬など）、②心理社会的治療（疾病教育、認知療法など）があります。主治医と相談しながら、自分に合った治療方法を選択していくことが重要です。

　ここで大切なことは、治療の目標は症状を全てなくしてしまうことではなく、再発に気を付けながらストレスの少ない無理のない生活を送り、自分自身のペースを維持していくことです。一人で抱え込まず、主治医と相談しながら一緒に治療していきましょう。

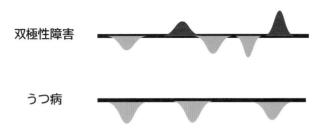

図1　双極性障害とうつ病の違い（青がうつ状態、赤が躁状態）

● 平成31年 11月24日開催

表1　躁状態とうつ状態の症状

	躁状態	うつ状態
気分	高揚、爽快	憂鬱
活動性	高い （休まず活動を続ける、 浪費する、 おしゃべりになる）	低い （興味や関心が無くなる、 判断力が落ちる）
食欲	亢進	低下
睡眠	短縮 （眠らなくても疲れない）	不眠 （眠りたいが眠れない）
病気であるという認識	無いことが多い	有ることが多い

病気のはなし

双極性障害（躁うつ病）について

・・・・・・　まとめ　・・・・・・

● 病気を正しく理解しましょう（双極性障害は「脳の病気」である）。

● 生活リズムを乱さないようにしましょう。

● 再発のサインに気をつけましょう。

● 主治医と相談しながら、一緒に治療していきましょう。

4

肺塞栓症について

循環器内科　香川　雄三

> 肺塞栓症は予防が重要です。普段から足を
> 動かして循環を良くしていきましょう。

肺塞栓について：肺塞栓って？

　肺塞栓症は静脈から血液が心臓に戻り、心臓から肺へ血液を送り込む血管（肺動脈）に血の塊（血栓）が詰まってしまう疾患です。この血栓の多くは下肢の静脈内にできます。血栓が血管の中を流れ、肺動脈を閉塞させることで発症します。下肢の静脈に血栓ができることを、深部静脈血栓症といいます。そのため肺塞栓症は深部静脈血栓症の合併症とも言えます。

肺塞栓の危険因子：どんな人になりやすいの？

　血液が固まりやすくなる悪性腫瘍や周産期、静脈内の血液の流

れが悪くなる長期臥床や心不全、静脈が傷つく手術やカテーテル、外傷等によって血栓ができやすくなります。半数は入院中に発症し、高齢者はかかりやすいため注意が必要です。

治療方法：どんな治療をするの？

　通常はヘパリンという血液をさらさらにする点滴薬を使用し、血栓を溶かす治療を行います。ショック状態など、重症度の強い場合には、補助循環装置を使用したり、外科的に血栓摘出します。点滴薬での治療後は血液さらさらの内服薬（抗凝固薬）に切り替

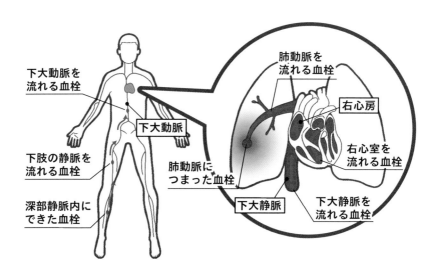

下大動脈を
流れる血栓

下大動脈

下肢の静脈を
流れる血栓

深部静脈内に
できた血栓

肺動脈に
つまった血栓

肺動脈を
流れる血栓

右心房

右心室を
流れる血栓

下大静脈

下大静脈を
流れる血栓

えていきます。

予防方法：予防はできないの？

　脚に装着する道具として、圧迫力が強い弾性ストッキングや、脚に巻く弾性包帯があります。脚に巻いたゴムチューブに空気を周期的に送り込んで加圧し、静脈の流れをよくするフットポンプもあります。また、手術後はできるだけ早期に離床し、よく歩くことで脚のポンプ機能を働かせて血液の流れを正常化させることができるので非常に大切です。病状によって歩行できない場合は、

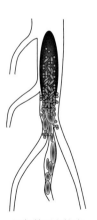

深部静脈血栓症

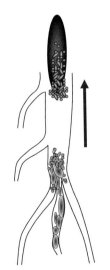

血栓が飛んで肺塞栓へ

●平成31年1月15日初版

自分で足関節を動かしたり、脚を上げ下げしたり、マッサージを
したりすることが静脈血栓塞栓症の予防につながります。抗凝固
薬を術前後に内服してもらい予防することもあります。ただし、
抗凝固薬は血液をサラサラにする反面、出血のリスクも増加させ
ます。そのため治療に応じて内服を行うかどうか検討しています。

・・・・・・ まとめ ・・・・・・

- ●肺塞栓症は命を落としかねない病気です。
  （せっかくもともとの病気の手術がうまく終わっても、命を落と
  すことになりかねません）
- ●原因のほとんどは脚にできた血の塊が原因です。
- ●早期発見・予防が重要な病気です。
- ●術後は早期離床を目標にしましょう（立てなくても脚の上げ下げ
  やマッサージも効果的です）。
- ●普段から足を動かし、循環をよくしていきましょう。
- ●脱水にならないように注意しましょう。

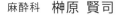

帯状疱疹とその痛み について

麻酔科　榊原　賢司

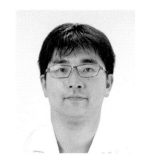

帯状疱疹をご存知ですか？
痛みの治療のためにも早期治療が大事です。

　帯状疱疹は、体の片側の神経に沿って帯状に水疱が現れます。80歳までに約3人に1人が発症する頻度の高い病気です。帯状疱疹は「水痘・帯状疱疹ウイルス」が原因です。

　帯状疱疹の痛みは、大きく急性期の帯状疱疹痛とその後に生じる帯状疱疹後神経痛に分けられます。帯状疱疹痛はウイルスによって皮膚や神経が炎症を起こすことによる「ジンジン、ズキズキ」とした痛みです。痛みは徐々に引くことが多いですが、一部の方は帯状疱疹後神経痛に移行してしまいます。帯状疱疹後神経痛は神経が傷つけられることによる「ビリビリ」とした痛みです。

● 平成31年2月1日開催

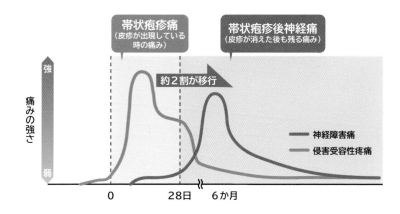

この帯状疱疹後神経痛に移行してしまう可能性は約2割と言われています。これを予防するには、①帯状疱疹を発症したら早期に治療する（早期治療）、②帯状疱疹にならないようにする（予防）、という2つの方法が考えられます。帯状疱疹の治療は、抗ウイルス薬、局所療法（外用薬）、鎮痛薬・神経ブロック療法の3つからなります。いずれも早期から始めると効果的です。帯状疱疹の予防には、しっかりと食事・睡眠をとるなどの体調管理と「水痘・帯状疱疹ワクチン」を接種するという方法があります。ただし、このような対策を行っても、帯状疱疹後神経痛に移行してしまう方はいます。帯状疱疹後神経痛は痛みの度合いも強く、しばしば難治性で長期化してしまいます。このため、治療目標も痛みを完全に抑え込むことではなく、「痛みと付き合いながらしっかりとご自身の生活をしていく」ことになります。具体的には、ストレ

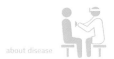

スや疲労に気をつけながら積極的に外出や趣味などを行っていただくことが痛みの治療にもつながります。また、ご家族の理解・協力も重要になります。

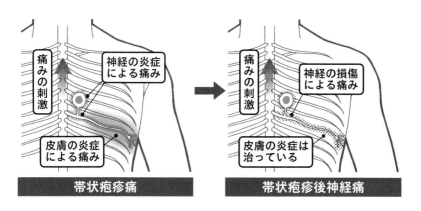

まとめ

- 帯状疱疹は、場合によっては痛みが難治化・長期化します。
- 早期に治療を開始することが重要です。「ワクチン接種」もご検討ください。
- 帯状疱疹後神経痛を発症してしまった場合、「痛みと付き合いながらしっかりとご自身の生活をしていく」ことが重要です。

● 平成31年2月24日掲載

意外と知らない
胃酸の話

消化器内科　角　昇平

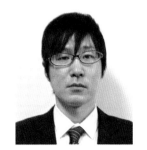

**知っているようで知らない
胃の話です。**

　胃は食道や腸などの管状の消化管とは異なり、袋状の形をしており、容量は成人で1.5〜2.0Lにもなります。胃の主な働きは、胃液と蠕動運動による消化です。胃液は、胃粘膜にある胃腺から分泌される、粘液、消化酵素、塩酸を含む強酸性（pH1〜2）の消化液です。胃液は常に分泌されているわけではなく、食物の刺激により分泌され、胃の蠕動運動により攪拌され消化されます。さらに、胃は消化以外にも食物の貯蔵庫としての働きももっています。我々が食事と食事の間に時間がおけるのも、この働きによるもので、食物と一緒に入ってくる病原菌を胃酸で殺菌したり、

熱いものや冷たいものが急に腸へ流れていかないように調整しています。

　胃は消化に欠かせない胃酸や消化酵素を分泌する他に、粘液によって自らの粘膜を守っています。しかし、これら防御因子としての粘液が減ったり、攻撃因子としての胃酸の分泌が過剰になったりすると胃炎や胃潰瘍を代表する消化管疾患が起こります。こうした防御因子と攻撃因子のバランスを崩す要因としては、ピロリ菌、鎮痛剤など特定の薬物、過度なストレス、アルコールや喫煙など生活習慣が挙げられます（図1）。医療機関でのピロリ菌精査や内服薬の整理、日頃の食生活やストレスをコントロールすることによりリスクを下げることが重要です。

胃・十二指腸潰瘍の原因

ヘリコバクター・ピロリ菌の感染
胃潰瘍の原因の7割以上とされており、十二指腸潰瘍においては9割を占める。

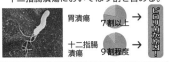

胃潰瘍　7割以上 →
十二指腸潰瘍　9割程度 →
ピロリ菌が原因！

非ステロイド系消炎鎮痛薬（NSAIDs）
人口の高齢化を背景に脳血管疾患、虚血性心疾患、整形外科疾患の増加によって低用量アスピリンを含めたNSAIDsを長期服用する患者の増大に伴い、増加傾向。

薬の長期服用
非ステロイド系消炎鎮痛薬（NSAID）

ストレス
ストレス単独で潰瘍に進展することは稀であるが、主にピロリ菌感染者に生じやすい。

生活習慣
暴飲暴食
アルコール過剰摂取
タバコ

その他
腫瘍性のZollinger-Ellison症候群
クローン病
異常血管によるDieulafoy潰瘍
血管炎性の膠原病
その他薬剤 etc...

図1

6

　これら胃酸のトラブルで起こる疾患は、いわゆる「胃の痛み」として症状を訴えられます。しかし、いわゆる「胃の痛み」に隠れて、胃の病気以外の疾患が潜んでいる可能性があります(図2)。繰り返す症状や今までに経験したことのない痛み、冷や汗や意識が朦朧とするなどの付随する症状があれば、迷わずに医療機関を受診することが重要です。

それ本当に胃の痛み？

消化器疾患
逆流性食道炎、食道がん、胃炎、胃・十二指腸潰瘍、胃がん、機能性ディスペプシア、胆嚢炎、胆管炎、虫垂炎初期、膵炎

非消化器疾患
狭心症、心筋梗塞、心筋炎、肺塞栓、大動脈解離、胸膜炎

腹部の名称

①心窩部　②季肋部
③側腹部　④臍部
⑤下腹部
⑥回盲部（右腸骨窩部）
⑦左下腹部

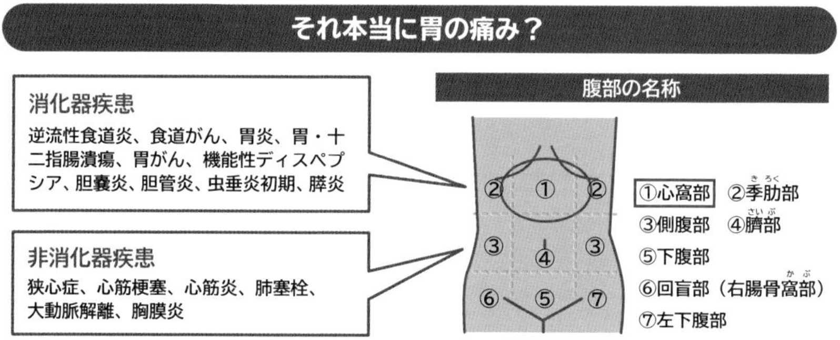

図2

まとめ

- 胃酸関連疾患は様々な環境因子が原因で起こります。
- いわゆる「胃の痛み」に隠れた、非消化管疾患の存在を認知し、普段と何か違う症状があれば迷わず医療機関を受診することが重要です。

病気のはなし　意外と知らない胃酸の話

7

● 平成31年2月28日開催

COPDを
知っていますか？

呼吸器・化学療法内科　濱口　俊一

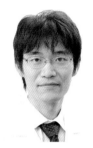

> 喫煙していた方は要注意！
> 動いた時の息切れはCOPDの症状かもしれ
> ません。

　COPDとは慢性閉塞性肺疾患（英語名：chronic obstructive pulmonary disease）の略語で、タバコを長期間にわたり吸入した結果、気管支（空気の通り道）や肺胞（空気が入ってくる肺の袋）が傷ついて慢性的な咳・痰、動いた時の息切れが徐々に悪くなる病気です。重症になると息切れのため日常生活が困難になってしまいます。以前は、慢性気管支炎や肺気腫と呼ばれていましたが、現在はCOPDと呼んでいます。この病気の原因は喫煙なので多くの方がCOPDになっていますが、症状の進行がゆっくりであるため、病気であることに気づいていない人が多いです。

日本人で40歳以上の約8.6％（510万人）の方がCOPDになっていますが、そのうちCOPDの治療を受けている人は約21万人しかいません。喫煙をすればするほどCOPDになる危険性は上がっていきますが、どれくらい喫煙するとCOPDになるのでしょうか？以前の研究では、タバコを1日20本で20年間吸っている人は5人に1人がCOPDになっているといわれています。

　COPD診断のための検査は何でしょうか？COPDの方は気管支や肺胞が傷ついた結果、気管支が狭くなるので、息を吐くときの勢いが悪くなる（流速が低くなる）のが特徴です。これは息を力いっぱい吐いて流速を測る呼吸機能検査で調べることができます。

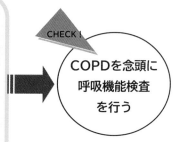

COPDを疑うポイント

3つの症状のいずれか
・慢性の咳嗽（がいそう：咳）
・慢性の喀痰（かくたん：痰）
・労作時の息切れ

または、症状がなくとも

長期間の喫煙歴がある

どちらかが当てはまる場合

CHECK！

COPDを念頭に
呼吸機能検査
を行う

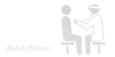
　COPDの治療目標は、息切れなく日常生活を送ることができ、かつその状態を維持することです。最も重要な治療は禁煙です。喫煙を続けると、どんどん気管支と肺胞が傷ついて、息切れが強くなっていきますが、禁煙をすると病気の進行が緩やかになり、症状が消失する方もいらっしゃいます。禁煙以外の治療は、吸入薬の治療やリハビリなどもありますが、症状や重症度に合わせて個別に治療内容を決定していきます。

まとめ

- ●COPDはタバコにより気管支と肺胞が傷つく病気です。
- ●COPDの診断は呼吸機能検査で行います。
- ●COPDの最も重要な治療は禁煙です。

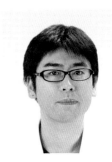

白血病ってなに？

腫瘍・血液内科　池尻 文良

病気のはなし

白血病ってなに？

> 一口に白血病といっても、たくさん種類があります。どの種類の白血病かによって治療法や治療効果などは大きく異なります。

　競泳の池江璃花子選手やシンガーソングライターの岡村孝子さんが公表したことで、みなさんも白血病への関心が高まっていると思います。白血病は『血液のがん』と言われ、名前はよくご存じのことと思います。しかし、病気の正確な知識は必ずしも広まっていないのではないでしょうか？ちょっと難しい表現ですが、白血病は血液細胞が分化・成熟する過程でがん化したものをいいます（図1）。

　白血病には大まかに言って急性骨髄性白血病、急性リンパ性白血病、慢性骨髄性白血病、慢性リンパ性白血病に分けることがで

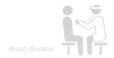
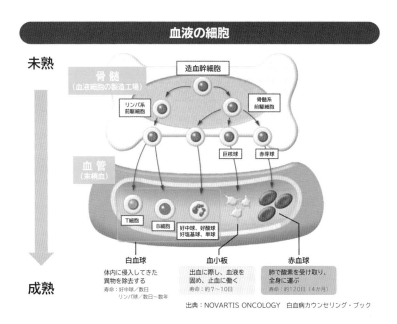

血液の細胞

未熟

骨髄
（血液細胞の製造工場）

造血幹細胞

リンパ系
前駆細胞

骨髄系
前駆細胞

巨核球 　赤芽球

血管
（末梢血）

成熟

T細胞　B細胞　好中球、好酸球
好塩基球、単球

白血球
体内に侵入してきた
異物を除去する
寿命：好中球／数日
　　　リンパ球／数日～数年

血小板
出血に際し、血液を
固め、止血に働く
寿命：約7～10日

赤血球
肺で酸素を受け取り、
全身に運ぶ
寿命：約120日（4か月）

出典：NOVARTIS ONCOLOGY　白血病カウンセリング・ブック

きます（図2）。慢性の白血病は病気がゆっくり進行しますが、急性の白血病はあっという間に進行するのが特徴です。

　慢性骨髄性白血病は近年、特効薬が開発され、飲み薬で9割以上の方が生存されます。また、慢性リンパ性白血病は進行が非常に遅く、症状がなければ無治療で様子を見ることがほとんどです。

　一方、急性の白血病は診断がついたらすぐに治療を始める必要があります。体の中で増殖してしまった白血病細胞を一つ残らず根絶させなければなりません。治療に耐えられそうであれば『寛解導入療法』という大量の抗がん薬を用いた治療を行います。そ

● 平成31年4月4日発行

	骨髄性白血病	リンパ性白血病
	白血病ってなに？　よく血液のがんといわれます	
急性白血病	急性骨髄性白血病（AML）	急性リンパ性白血病（ALL）
慢性白血病	慢性骨髄性白血病（CML）	慢性リンパ性白血病（CLL）

の後も同じく大量の抗がん薬を使った『地固め療法』を半年程度
行う必要があります。

　みなさんよくご存じの『骨髄移植』はすべての急性白血病患者
さんに必要となるわけではありません。がん細胞の遺伝子検査な
どを行い、抗がん薬治療だけでは不十分と考えられる方に行いま
す。近年は骨髄だけではなく臍帯血移植も盛んに行われるように
なっています。

　患者さん一人一人、ひいては白血病細胞の遺伝子によっても病
態は異なりますので、他人が病気について意見や助言をするのは
控えましょう。

　　　　　　　　　　　　　　　まとめ

　白血病は大きく４つのタイプに分かれます。仮に同じ病名でも、
白血病細胞の遺伝子の違いなどにもよって病態や治療方法は異なっ
てきます。もし、白血病になった時はまわりの声に惑わされること
なく、信頼できる主治医に相談しましょう。

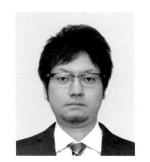
● 令和元年 5 月 9 日開催

血尿の出る泌尿器科の病気について

泌尿器科　小川　貢平

> 血尿に気がついたり、健康診断等で指摘されたりした場合は自己判断をせず、泌尿器科を受診しましょう。

　血尿とは尿に血が混じった状態を指し、目で見てわかるものを肉眼的血尿、見た目は赤くないが顕微鏡で観察すると血液が混じっているものを顕微鏡的血尿と呼んでいます。また、痛みなど血尿の自覚以外に症状がない場合は、無症候性血尿と言います。一方、試薬を使って赤血球の成分であるヘモグロビンを尿中に検出した場合は尿潜血陽性と判定されます。これは簡易的な検査で、陽性でも実際には血尿を認めない、「偽陽性」もあり得ます。

　尿を作る腎臓や尿の通り道である尿路に出血源があると血尿を生じます。その原因のなかで健康上問題となる泌尿器科の病気は、

病気のはなし

血尿の出る泌尿器科の病気について

病原体の感染による膀胱炎などの炎症、腎臓結石や尿管結石などの尿路結石症・腎臓・尿路（腎盂・尿管・膀胱）・前立腺の悪性腫瘍（がん）があります。

　泌尿器科では超音波検査、がん組織から剥がれ落ちてきた細胞を検出する尿細胞診、内視鏡検査（膀胱鏡）、CT・MRIなどの画像検査を用いて、原因を探します。見つかった病気ごとに薬物療法、手術療法、放射線治療などを適切に選択し、治療を行います。

　最近では医学の発達とともに、これまでは有効な手立てがなかったような病状の方や、身体に大きな負担をかけられない方に、有効な選択肢を提示できる場合があります。例えば、がん免疫療

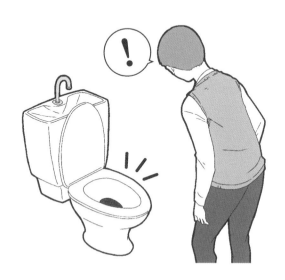

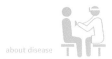

法によってこれまで治る見込みがない状態であったがんの進行が抑えられたり、腹腔鏡手技やダ・ヴィンチを用いたロボット支援手術によって負担が軽減され、早期に社会復帰が可能になったりしています。

　「血尿が自然に止まった」、「色が薄くなった」などの症状の変化は、原因となっている病気の状態を表していないことが多く、自己判断しないことがとても重要です。また、普段から健康診断で血尿を指摘されている場合、いつものことだと判断していると新たに発生した病気の発見が遅れる場合がありますので、定期的に泌尿器科を受診するようにしましょう。

・・・・・・・・ まとめ ・・・・・・・・

- 血尿は腎臓や尿路の病気のサインである可能性がある。
- 血尿に対して泌尿器科では、尿細胞診、内視鏡検査、画像検査などを行い、原因を検索する。
- 見つかった病気ごとに薬物療法、手術療法、放射線治療などを適切に選択し、治療を行う。

糖尿病性腎症
について

腎臓内科　吉金かおり

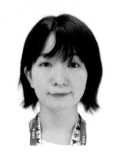

> **糖尿病性腎症は早期発見が**
> **大切です。**

　糖尿病は血糖値が高いだけの病気ではなく、罹患して数年が経過すると全身の血管を傷つけ様々な合併症をもたらします。

　体の中の小さなサイズの血管に傷がつくと、神経・眼・腎臓に障害が出て、大きなサイズの血管に傷がつくと、壊疽（手足が腐る）・脳卒中・虚血性心疾患など命に直結する重大な合併症が起きてきます。

　腎臓は、血液中の老廃物や余分な水分をろ過して尿を作る大事な臓器で、それ以外にも血圧や貧血、ミネラルの管理など様々な働きを担っています。

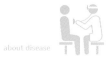

　腎臓が障害されるとそれらの働きが全てうまくいかなくなり、最終的には透析や腎移植が必要になります。

　そこで、そうならないうちに糖尿病による腎障害を早期発見することが必要であり、そのためには尿検査、特に尿蛋白の有無が非常に重要です。

　もし尿蛋白を認めるようになったら糖尿病性腎症を合併している可能性が高くなります。その場合は糖尿病の治療だけでなく、腎臓を守る治療も必要になります。

　ただ、残念ながら現代の医学では一度障害された腎機能を元に戻せるような特効薬はなく、残りの腎機能をいかに守るか、ということに主眼を置いた治療になります。

　大切なのはいうまでもなく血糖値の管理、そして血圧やコレス

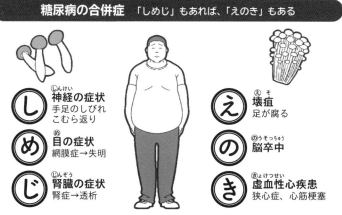

糖尿病の合併症　「しめじ」もあれば、「えのき」もある

し（しんけい）神経の症状
手足のしびれ
こむら返り

め（め）目の症状
網膜症→失明

じ（じんぞう）腎臓の症状
腎症→透析

え（え）壊疽（そ）
足が腐る

の（のうそっちゅう）脳卒中

き（きょけつせい）虚血性心疾患
狭心症、心筋梗塞

「奈良県健康長寿応援サイト すこやかネットなら」より引用

テロール、貧血、感染予防など全身の管理です。また腎障害が進んできたら飲む薬の種類や量にも注意が必要で、腎機能によっては飲んではいけない薬、飲んでもいいが量を減らさないといけない薬などがあります。

　これらのことを地道に一つ一つ頑張り、自分の腎臓を守りましょう。

　腎臓を守ることが、脳や心臓を守ることにもつながります。

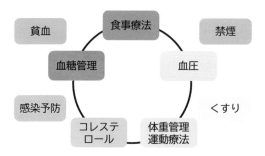

腎機能を保つためにできること

特効薬はありません

- 貧血
- 食事療法
- 禁煙
- 血糖管理
- 血圧
- 感染予防
- コレステロール
- 体重管理 運動療法
- くすり

まとめ

　糖尿病で腎臓が悪くなると、透析や腎移植が必要になります。
　尿検査を定期的に受けることで、糖尿病性腎症を早期に発見でき、腎障害の進行を緩やかにすることができます。

about disease

● 令和元年6月6日開催

りんごのはなし

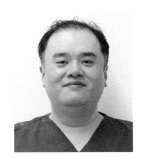

救命救急センター　小谷　暢啓

> 食欲がなく元気がない時は
> 薄めたリンゴジュースを飲みましょう。

①自律神経と脱水

1）自律神経

　　自律神経は一言でいうと、内臓、血管などの働きをコントロールし、体内の環境を整える神経です。自律神経には、交感神経（起きている時の神経・緊張している時の神経）と副交感神経（寝ている時の神経・リラックスしている時の神経）があります。

2）脱水

　　私たちの体では、体内に入ってくる水分量と、体外へ出ていく水分量が一定に保たれることで体液のバランスが維持されて

います。このバランスが崩れて、体液量が減少したときに脱水症が起こります。例えば、体調不良などにより飲食量が減少し、体内に入ってくる水分量が減少したり、発汗や下痢、嘔吐、多尿などにより体外へ出ていく水分量が増加したりした場合に起こります。

②低栄養と脱水
　高齢者では低栄養と脱水が同時に進みやすく、脱水への対策も必要なため、どちらの症状も知っておきましょう。
１）低栄養でみられる症状
　　やせてくる、皮膚の炎症を起こしやすい、傷や褥瘡が治りにくい、抜け毛や毛髪の脱色が多い、風邪などの感染症にかかりやすい、握力が弱い、下肢や腹部がむくむ。
２）低栄養と脱水のどちらでもみられる症状
　　口の中や舌、唇がかわいている、唾液がべたべたする、食欲がない、よろけやすい、だるそうで元気がない、ぼーっとしている、皮膚が乾燥し、弾力がなくなる。

③りんごのいいところ　脱水改善や予防に良い
　カナダ・カルガリー大学の小児科医などが生後６か月から５歳までの子ども650人を対象に実施した臨床研究から、重症の胃腸炎でなければ、水分補給には一定の電解質を含んだ経口補水液よりも、２倍に希釈したリンゴジュースの方が優れている可能性が

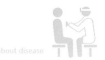

このような症状があれば…

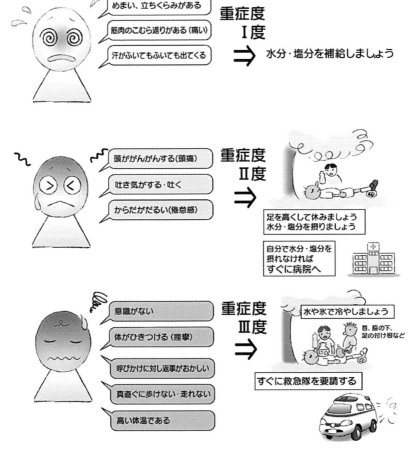

めまい、立ちくらみがある

筋肉のこむら返りがある（痛い）

汗がふいてもふいても出てくる

重症度
Ⅰ度
⇒ 水分・塩分を補給しましょう

頭ががんがんする（頭痛）

吐き気がする・吐く

からだがだるい（倦怠感）

重症度
Ⅱ度
⇒

足を高くして休みましょう
水分・塩分を摂りましょう

自分で水分・塩分を
摂れなければ
すぐに病院へ

意識がない

体がひきつける（痙攣）

呼びかけに対し返事がおかしい

真直ぐに歩けない・走れない

高い体温である

重症度
Ⅲ度
⇒

水や氷で冷やしましょう

首、脇の下、
足の付け根など

すぐに救急隊を要請する

環境省熱中症環境保健マニュアル2018

示されました。この研究結果は2016年4月30日発行の米医学誌
「JAMA」（電子版）に掲載されています。

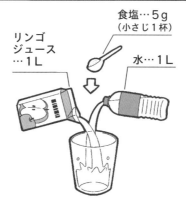

2倍に薄めたリンゴジュース＋食塩

食塩…5g
（小さじ1杯）

リンゴ
ジュース
…1L

水…1L

まとめ

　食欲がなく元気がない時は、食欲が快復するまでは少量の食塩を
添加した倍希釈のリンゴジュースを適宜飲用するとよいです。

● 令和元年 6月20日開催

感染症ってなに？
抗生物質やワクチンは効くの？

薬剤部　矢野　貴久

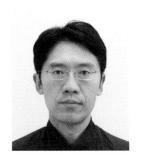

> 抗菌薬（抗生物質）は、ウイルスが原因の感染症には効きません。手洗いやマスク、ワクチン接種による感染予防がとても大切です。

感染症について

　感染症は、ウイルスや細菌、真菌（カビ）、寄生虫などの病原体（バイ菌）が体に侵入して増殖し、症状が出る病気のことです。体の病原体への抵抗力が落ちている場合や、病原体の感染力が強い場合には、感染症にかかってしまいます。一方、咳や鼻水、発熱といった症状が似ている感染症であっても、原因の微生物は違うことがあります。抗菌薬（抗生物質）は、細菌が原因の肺炎などには有効ですが、ウイルスが原因のインフルエンザといった感染症には効きません。風邪もウイルスが原因です。抗インフルエンザ

薬や抗ウイルス薬と抗菌薬は、違うお薬です。

感染症の予防について

　病原体は多くの場合、口や鼻、目、粘膜などを介して体内に侵入し感染します。感染や感染症を防ぐには、病原体を体内に入れないことが一番大切です。マスクや手洗いは、感染の予防にとても効果的です。ただし、風邪やインフルエンザへの対策では「ウイルス飛沫」をカットすると記載のあるマスクを選んで下さい。ポリウレタン製のマスクは花粉やホコリに対して有効なものです。流水と石けんによる手洗いは、手や指などについた病原体を洗い落とすことができるので、一番効果的で感染予防の基本です。アルコール手指消毒剤も簡便で効果的です。ただし、ノロウイルスにはアルコールが効きにくいため、食あたり等で汚物（吐ぶつ、便）を処理する際には、次亜塩素酸ナトリウム消毒液を使用する必要があります（図1）。

　感染症にはワクチンで防ぐことができる病気があります（図2）。自身の予防に加えて、家族や周囲に感染を広げないためにも、かかりつけ医等にご相談いただき、可能なものについてはワクチン接種を推奨します。

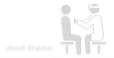
- ペーパータオル、新聞紙、ビニール袋を準備する（袋は2重にして廃棄する）。
- 使い捨ての手袋（2重）、マスク、エプロン、必要時にはシューズカバーを着用する。

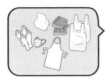 市販の「汚物処理セット」や、「次亜塩素酸パック」も有用です。

- ノロウイルスにはアルコールが効きにくいため、次亜塩素酸ナトリウム消毒液を準備する。塩素系漂白剤を薄めてつくることが出来ます。

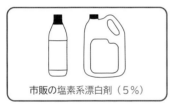
市販の塩素系漂白剤（5%）

✕ 塩素系でない漂白剤は使えません。
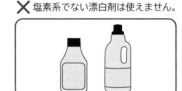

- 吐物や便がついた床などの消毒
  0.1%の次亜塩素酸ナトリウム消毒液を用いる。

 漂白剤の
キャップ2杯（40mL）   水2Lで薄める

- ドアノブ、手すりなどの消毒
  0.02%の次亜塩素酸ナトリウム消毒液を用いる。

 ペットボトルの
キャップ1.5杯（約8mL）   水2Lで薄める

※ 次亜塩素酸ナトリウム消毒液は、作り置きができません。漂白作用にも注意が必要です。

- 作業者以外は近づかない。
- 作業後は、靴底も消毒し、石けんと流水で手洗いする。

図1　汚物（吐ぶつ、便）の処理を行う際のポイント

- B型肝炎
- ロタウイルス感染症（胃腸炎）
- ヒブ（Hib）感染症
- 肺炎球菌感染症
- 破傷風（はしょうふう）
- 百日せき
- ポリオ
- 結核
- インフルエンザ
- ヒトパピローマウイルス感染症

- 麻しん（はしか）
- 風しん
- おたふくかぜ
- 水痘（みずぼうそう）
- 日本脳炎
- A型肝炎
- 髄膜炎菌感染症
- ジフテリア
- 黄熱病
- 狂犬病

> 日本で子どもがワクチン接種可能な病気

図2　ワクチンで防ぐことができる病気

まとめ

- 感染症の予防では、病原体に感染しないこと、感染を周囲へ広げないことが大切です。
- 正しい手洗いやアルコール手指消毒剤の使用、マスクの着用、ワクチン接種によって、感染症の発症や重症化、感染の拡大を防ぐことができます。

13

白内障について

眼科　筒井　愛佳

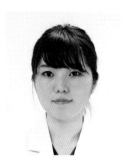

> だんだん眼がかすむようになってきた…
> それ、白内障かもしれません。

　「白内障」という言葉をみなさん一度は耳にしたことがあるのではないでしょうか。みなさんの周りに白内障の手術をされた方もいらっしゃるかもしれません。では白内障とは一体どのような状態なのでしょうか。

　白内障とは眼の中のレンズの役割をする水晶体という部分がにごっている状態です。生まれつきや外傷によるもの、糖尿病やアトピー性皮膚炎に合併するものなど白内障の原因は様々ありますが、ほとんどは加齢によるものです。早い方では40代から、80代ではほとんどの方に白内障があると言われています。白内障に

病気のはなし

白内障について

なると視力が下がったり、ぼやけて見えたり、まぶしく見えたり
などの症状が出てきます。白内障は眼科医による外来の診察で、
すぐ診断することができ、実際に最近見えにくくなってきたと
言って眼科外来を受診される方に白内障の方はとても多いです。

　では白内障と診断されたらどうすればよいのでしょうか。実は
白内障の治療は手術しかありません。進行を抑える点眼薬はあり
ますが根治は不可能です。白内障の手術は1年間におよそ140万
件も行われている一般的な手術で、にごった水晶体を取り除き代
わりに人工の水晶体（眼内レンズ）を眼の中に挿入するという手
術です。当院でも多い時は1日に20件ほど行われています。大
学病院などの総合病院以外の診療所でも行われており、日帰りで

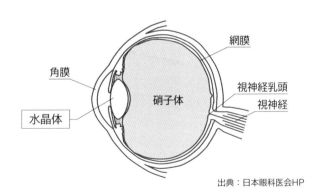

角膜

水晶体

網膜

硝子体

視神経乳頭

視神経

出典：日本眼科医会HP

行う場合もあります。眼内レンズには焦点が合う場所が1か所の「単焦点眼内レンズ」と2か所以上の「多焦点眼内レンズ」があり、どちらがよいかはその方の眼の状態や生活状況により異なるので、手術前に担当眼科医としっかり話し合い、理解をしたうえで手術を行うのが良いでしょう。

・・・・・・　**まとめ**　・・・・・・

　ぼやける、まぶしいなど気になることがあれば、一度眼科にご相談ください。

14

● 令和元年7月25日掲載

ほくろのがんの
最新治療

皮膚科　中川　優生

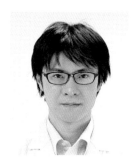

> 私たちは、悪いほくろをみつけるために最善をつくして、最新の治療を取り入れております。

　皮膚にできた黒いもので最も有名なものに「ほくろ」があります。ほくろ以外にも黒いできものとして、シミやイボ、血豆など様々なものがあり、その多くは良性疾患です。しかし、まれに黒いできものの中に皮膚悪性腫瘍があるため注意する必要があります。悪性黒色腫（いわゆる「ほくろのがん」）は、ほくろの細胞である母斑細胞が悪性化した腫瘍で、日本人は10万人に2人が発症します。この「ほくろのがん」を含め皮膚悪性腫瘍は、他の悪性腫瘍と同様、早期発見・早期治療が望まれます。そのために、我々皮膚科医は、まず視診やダーモスコープと呼ばれる拡大鏡を

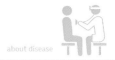

用いた観察を行い、疑わしいものは皮膚組織検査などで診断します。その後、全身CTやセンチネルリンパ節生検といった治療法選択のための追加の検査を行うことで治療方法を検討します。

これまで「ほくろのがん」の治療は、手術療法と化学療法が主体でしたが、近年新たな治療としてがん免疫療法が登場しました。この治療法は、ノーベル賞を受賞した本庶佑氏が発見・がん治療への応用に貢献したPD-1阻害薬が有名です。がん細胞はPD-L1を発現し、免疫細胞のPD-1と結合することで、免疫細胞からの攻撃を免れています。PD-1阻害薬は、この結合をブロックする

病気のはなし

ほくろのがんの最新治療

当院における悪性黒色腫診療の流れ

初診
- ダーモスコピー所見・症状の変化などから組織検査を検討

診断
- ダーモスコピー
- 組織検査 ⇒ 診断
- 全身CTで転移の有無を確認
- センチネルリンパ節生検 ⇒ 病期を決定

治療
- 腫瘍が原発巣のみで今後転移の可能性が低ければ手術のみ
- 腫瘍が原発巣のみで今後転移の可能性が高ければ手術＋術後補助療法
- 腫瘍が他の部位に転移している場合、化学療法やがん免疫療法、（手術）、（放射線）など

ことで免疫細胞ががん細胞を攻撃できるようにする薬剤です。この治療は従来の抗がん剤のような副作用の頻度は低いのですが、かわりに、自己免疫疾患のような抗がん剤とは異なった副作用が出現する可能性があり、注意を要します。

　当院では、これら最新の治療方法を積極的に取り入れて、島根県の患者さんが安心して効果の高い治療を受けられるように努力しております。

･･････ まとめ ･･････

- 皮膚の黒いできものの多くは良性ですが、中には悪性のものがあります。
- 皮膚がんとして有名なものに悪性黒色腫、いわゆる「ほくろのがん」があります。
- 最近、この悪性腫瘍の治療方法にPD-1阻害薬をはじめとしたがん免疫療法が現れました。
- 当院においても、患者さんが安心して質の高い治療を受けられるよう努力いたします。

● 令和元年8月8日開催

今注目される
B型肝炎のお話

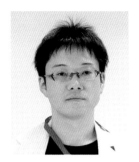

肝臓内科　矢﨑　友隆

> B型肝炎に関する最近の話題を
> ご紹介いたします。

　B型肝炎ウイルス（hepatitis B virus：HBV）は1965年に発見され、現在本邦における感染者（キャリア）は、40代以上の中高年に多く、人口の1～2％、130～150万人と言われています。

　HBVは感染者の血液や体液を介して感染し、産道感染（垂直感染）や家族内感染（水平感染）にて、免疫応答が未発達である出生時～乳幼児期に感染すると、90％以上が持続感染に移行します。その後大部分の方の肝機能は正常な無症候性キャリアとして経過し、成長によって免疫機能が発達すると一過性の肝炎発症

● 令和元年8月8日創刊

期を経て、85〜90%は最終的に肝機能正常の非活動性キャリアへ移行し、鎮静化しますが、残りの10〜15%の方は肝機能異常が持続し、慢性肝炎、肝硬変、肝がんへ移行するため、積極的な抗ウイルス治療が必要となります。

　ここで、B型肝炎に関する最近の話題を2つ紹介いたします。

①HBV genotype Aによる急性B型肝炎の増加

　HBVはその塩基配列の違いにより、A型〜J型までの10種類に細分され、本邦ではgenotype Cが8割以上を占めています。しかしながら、近年の性の多様化や国際化、薬物乱用などにより、genotype AのHBV感染例が、国内の若年者を中心に増加しており、首都圏のみならず地方部でも認められています。通常HBVの成人期の感染は、不顕性または急性肝炎発症後にウイルスが血中から排除され、肝炎は鎮静化しますが、genotype Aは成人期の感染からの慢性化率が高く、問題となっています。

②HBV再活性化

　HBV既往感染者において、悪性疾患に対する化学療法や、臓器移植や、慢性関節リウマチなどの自己免疫疾患に対する免疫抑制療法を行った場合に、鎮静化していたHBVが再増殖することをHBV再活性化といいます。HBV再活性化による肝炎は重症化しやすく、原疾患も含め治療に難渋することが多いとされます。発症そのものを阻止することが最も重要であり、日本肝臓学会から治療のガイドラインも発行されています。上記の治療を受けることとなった場合は、ご自身がHBVに感染していないかどうか、再度確認することが大切です。

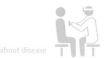

B型肝炎ウイルス（HBV）感染の自然経過

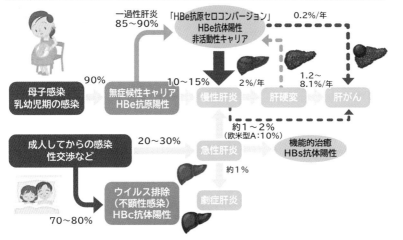

出典：日本肝臓学会編：慢性肝炎の治療ガイド2008. 文光堂. 2008
日本肝臓学会編：慢性肝炎の治療ガイド2013. 文光堂. 2013より改変

まとめ

- B型肝炎は誰もが関係しうる病気で、自身の認識がなくても感染していることもあります。
- 症状がないからといって放置すれば慢性肝炎から肝硬変への進行などの危険もあるため、検診などにて指摘されれば、必ず医療機関を受診し、その後の方針をご相談ください。

● 令和元年9月5日開催

がん治療と口腔ケア

歯科口腔外科・口腔ケアセンター　松田　悠平

> がん治療前には必ずお口のチェックを受け、
> 機能を高めておくことが欠かせません!!

　当院では2019年5月より「口腔ケアセンター」が発足しました。開設当初より、月間200名前後のがん治療に関わる手術、抗がん剤治療、放射線治療を受ける方へのお口のチェックやクリーニングを行っています。お口には多種多様で膨大な数の細菌が常在し、各種がん治療におけるお口の副作用や全身合併症を引き起こします。

　手術を受ける方への口腔ケア（お口の健康管理）は、全身麻酔の際の歯の保護、手術後の肺炎予防、手術した場所の傷口の感染予防などを目的として実施されます。実際、50万人の患者デー

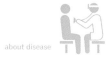

タを解析した研究によると、手術前に口腔ケアを受けた群では、肺炎の発症率が低く、手術後30日以内の死亡率も低くなると報告されています。また、がんの部位別では、特に食道がんで手術前の口腔ケアの効果が高いことがわかっています。

　抗がん剤治療を受ける方への口腔ケアは、副作用による免疫力の低下で虫歯や歯周病が悪化することを予防する、副作用の口内炎が悪化することを防ぐ、口腔から全身への感染症（口腔カンジダ症など、図１）が起こることを防ぐなどの効果があります。

　お口やのど、頭の周囲への放射線治療を受ける方への口腔ケアは、主に副作用である口内炎の悪化を予防することを目的にしています（図２）。口内炎の悪化は、その痛みにより歯磨きができ

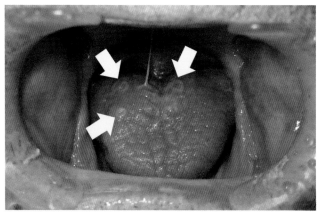

図1　免疫力の低下、お口の環境変化によって起こる
　　　口腔カンジダ症（カンジダ性口内炎）

病気のはなし

がん治療と口腔ケア

● 令和元年9月5日開催

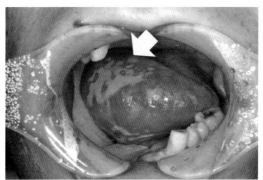

図2　抗がん剤、放射線治療による口内炎

なくなることで、さらに口内炎を悪化させ、最終的にお口からご飯が食べられなくなり、場合によっては治療中断にもつながります。

　現在、がん治療を受けるうえで、口腔ケアも一緒に受けることが当たり前の世の中になってきています。全てのがん患者さんの治療をお口からサポートすべく、今後も口腔ケアセンターは地域の皆様のために活動してまいります。

- - - - - - **まとめ** - - - - - -

がん治療が始まる前に、お口のチェックを済ませておきましょう。

● 令和元年9月19日開催

注意を要するのどの痛み
―それ、風邪じゃないかも―

耳鼻咽喉科　青井　典明

> 薬を飲んでもどんどんのどが痛くなる時、
> 飲み込めなくなる時は要注意です。

　みなさん、のどが痛くなったらどうしますか。薬局で風邪薬を購入して内服する、かかりつけ医を受診して風邪薬や痛み止めを処方してもらう、いずれも正しい選択です。ただ、これらの治療をしてもどんどんのどの痛みがひどくなってくる時は、扁桃周囲膿瘍や急性喉頭蓋炎などの重篤な疾患である可能性があり要注意です。

●扁桃周囲膿瘍
　急性扁桃炎が悪化すると扁桃の被膜を越えて周囲に炎症が波及

● 令和元年9月19日掲載

し、膿がたまることがあります。**口が開けにくくなったり、こもっ
たような声になります。**これが扁桃周囲膿瘍です。入院のうえ、
口からの小さな切開で排膿を行い、数日間の抗菌薬の点滴・内服
で改善します。放置すると頸に膿が広がって重篤な感染症となる
場合もあります。

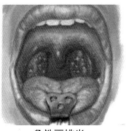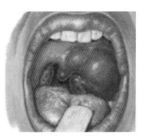

急性扁桃炎　　　　　　　　　扁桃周囲膿瘍

扁桃周囲膿瘍では扁桃の外側に膿がたまって腫れてしまいます
Neil S.Norton. 2591. (2018). ネッター頭頸部・口腔顎顔面の臨床解剖学アトラス
原著第3版. https://www.elsevier-elibrary.com/pdfreader/315186982 より引用

●急性喉頭蓋炎

　のどの奥には喉頭（息の通り道）と食道（食べ物の通り道）を
分けるための喉頭蓋というふたがあります。ここが腫れてくると、
のどの詰まった感じとともに唾液が飲み込めなくなり、放置する
と窒息する場合もあります。症状は数時間から数日で進行する急
を要する疾患です（**超緊急です!!**）。口を開けても喉頭蓋は見え
ない部分ですので、耳鼻咽喉科での診察が必要となります。入院

のうえ抗菌薬や腫れ止め（ステロイド）の投与、小切開での排膿処置が必要であり、喉頭蓋の腫れが強い場合には息の通り道を確保するために気管切開が必要となる場合もあります。

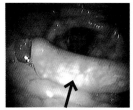

正常の喉頭蓋

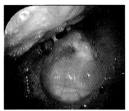

急性喉頭蓋炎

急性喉頭蓋炎では喉頭蓋が腫れて気道を閉塞してしまっています

まとめ

　風邪の治療をしても、どんどんのどの痛みがひどくなってくるときは扁桃周囲膿瘍や急性喉頭蓋炎などの重篤な疾患である可能性があります。その際には緊急で耳鼻咽喉科を受診しましょう。

病気のはなし

注意を要するのどの痛み

18

● 令和元年10月24日初版

関節リウマチと
長寿の秘訣

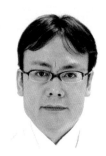

膠原病内科　近藤　正宏

リウマチの方が長生きするコツは？

　関節リウマチは関節で炎症がおきる自己免疫疾患です。関節の滑膜で炎症が起こることによって関節が腫れて痛んだり、朝、手がこわばるだけでなく、関節が徐々に壊れて変形しますので、きちんと治療しないと仕事や生活が困難になってしまいます。この関節破壊は発症早期に最も進行が早いことがわかり、また近年、治療薬が劇的に進歩したこともあって、最近のリウマチ治療は発症早期からしっかりと治療をするようになってきました。そうした治療によって、最近では関節変形をきたす人がかなり少なくなっています。

病気のはなし

関節リウマチと長寿の秘訣

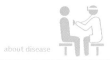

　では、リウマチの方が長生きするにはどういう点に注意したら
いいでしょうか。リウマチ患者さんは、リウマチの勢いが続くこ
とで体力が落ちて感染症にかかったり、肺炎になったり、またリ
ウマチの活動性が続いた時に起こる合併症であるアミロイドーシ
スでお亡くなりになる方が多いことが報告されています。つまり、
リウマチ患者さんに長生きしていただくにはリウマチをしっかり
コントロールすることが大切だということになります。また、せっ
かく長生きするなら、元気に長生きしたいですよね。リウマチは
関節が痛む病気であるため、リウマチ患者さんはサルコペニア（筋

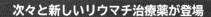

次々と新しいリウマチ治療薬が登場

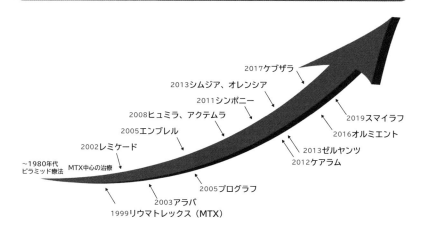

2017ケブザラ
2013シムジア、オレンシア
2011シンポニー
2008ヒュミラ、アクテムラ
2005エンブレル
2002レミケード
〜1980年代
ピラミッド療法
MTX中心の治療
2019スマイラフ
2016オルミエント
2013ゼルヤンツ
2012ケアラム
2005プログラフ
2003アラバ
1999リウマトレックス（MTX）

● 令和元年10月24日開催

肉量が減り、身体機能が落ちてしまうこと）の割合が多いとされ
ています。サルコペニアにならないためには、適度な運動だけで
なく、筋肉のもととなるタンパク質（牛乳、卵、豆腐、牛肉、マ
グロなど）を若い人に負けないくらい食べる必要があります。

　リウマチをしっかりコントロールし、タンパク質をしっかり
摂って、運動して、いつまでも元気に長生きしていただきたいと
思います。

・・・・・・ **まとめ** ・・・・・・

　リウマチ患者さんが長生きするには、何よりもまずリウマチを
しっかりコントロールすることが大切です。その上で筋力を落とさ
ないよう、しっかりタンパク質を摂取し運動することも重要です。

● 令和元年11月7日開催

てんかんを知る

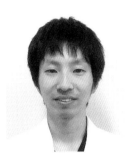

脳神経内科　稲垣 諭史

> 「てんかん」という病気を
> 知っていますか？

　てんかんは大脳の過剰な電気的興奮により、反復性の発作を起こす病気です。よく混乱する用語として「けいれん」があります。「けいれん」を起こす病気は「てんかん」以外にもあり、逆に「てんかん」では「けいれん」以外にも様々な発作が起こります。つまり「けいれん」は症状で、「てんかん」は病名です。てんかん患者さんは100人に1人くらい存在しています。決して珍しい病気ではなくありふれた病気です。また小児がかかる病気と思われる方もいるかもしれませんが、どの年齢でも発症する可能性があり、特に65歳以上の高齢発症は小児と同じくらいかそれ以上に

● 令和元年11月7日掲載

多いです。

　高齢者に起こるてんかん発作は、見た目にはわかりにくく見過ごされている場合もあります。例えば、ぼーっとする、急に動作を止める、口をもぐもぐさせるなどといった症状もてんかん発作の可能性があります。認知症と間違えられていることもあり、特に声をかけても反応がない場合はてんかん発作の可能性が高まります。

　てんかんと診断された場合、抗てんかん薬により発作を予防します。運転や一部の就労については制限も加わりますが、てんかんは発作性疾患であり、発作が落ち着いていれば普通に生活を送ることができます。一部の難治例を除けば抗てんかん薬を内服することで7－8割はコントロール可能です。けいれんを目撃した

てんかん発作は様々

・けいれんする　　　・動作が止まる
・からだが硬直する　・手足のピクツキ
・意識を失う　　　　・異常な感覚
・力が抜ける　　　　・口をもぐもぐさせる
・ぼーっとする　　　・言葉が出にくくなる

このような症状が発作的に起こります。

場合、通常は１－２分で自然に止まるので、まずは冷静になり安全を確保し、発作を観察しましょう。①けいれんが５分以上続く、②けいれんが一度はおさまったが、意識がもどらないまま２回目の発作が起こった、③けいれんの有無にかかわらず、意識がくもる、発作を短い間隔で繰り返す、の３つの場合は救急車を呼んでください。

⋯⋯⋯ **まとめ** ⋯⋯⋯

- てんかんはありふれた病気です。
- けいれん以外にもいろんな発作症状があります。
- 発作に出会った時うまく対応できるようになりましょう。

20

● 令和元年11月21日開催

がん骨転移に対する
整形外科的治療

整形外科　山上　信生

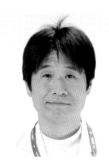

> がんの骨転移は、もとのがんの担当科の
> ほか、多職種が連携して治療しています。

　がん骨転移とは、もとの臓器（原発巣）で発生したがんが、主に血液に乗って骨にたどり着き増殖することをいいます。

　骨転移を生じやすいがんには、肺がん、乳がん、前立腺がん、甲状腺がんなどがあります。骨転移しやすい部位は脊椎（せぼね）、骨盤、ろっ骨などの中心部（体幹）の骨や上腕骨や大腿骨など体幹に近い部分の骨に多いといわれています。骨転移の種類は、溶骨型、造骨型、混合型の３つがあり、溶骨型は骨折しやすいといわれています。

　骨転移を生じても初期には症状がでませんが、進行すると痛み

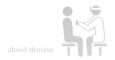

を生じるようになります。骨転移による痛みは、「じっとしていても痛い」「痛み止めを飲んでもどんどん痛くなる」といった傾向があります。痛みに加えて、骨折、麻痺、高カルシウム血症といった有害事象を生じることがあり、これらは骨関連事象（Skeletal Related Events：SRE）と呼ばれています。骨転移の治療の目標は、この骨関連事象を減らすことであり、これにより運動機能を維持し、QOL（生活の質）を保つことを目指します。

　骨転移の治療は、薬物療法、放射線治療、手術療法、装具療法などがあり、主に整形外科が担当するのは手術療法と装具療法です。

　四肢（うでやあし）の骨への転移で、手術が必要となるのは、骨が折れそうな状態（切迫骨折）や、すでに骨折している場合です（図１）。また、脊椎（せぼね）への転移で手術が必要となるのは、背骨の中の神経が、がんによって圧迫され麻痺しそうになっている場合（切迫麻痺）や、麻痺がすでにでている場合です（図２）。手術の効果を高めるためには、早めに主治医と整形外科医が相談し、適切な時期（切迫骨折、切迫麻痺の時期）に適切な手術を行うことが必要です。これにより、骨折や完全麻痺など、QOLを大きく低下させる状態を未然に防ぐことができます。

　装具療法では、脊椎（せぼね）への転移に対して、カラーやコルセットで固定することにより疼痛の軽減を図ります。麻痺のない場合に適応となります。

　骨転移の治療では、薬物療法はもとのがんの担当科、腫瘍科、

病気のはなし

がん骨転移に対する整形外科的治療

● 令和元年11月2日掲載

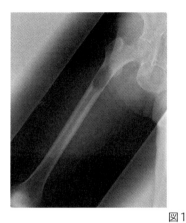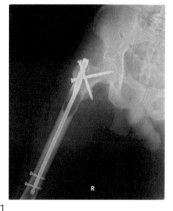

図1

a. 大腿骨（太ももの骨）への転移　　b. 手術：金属を用いて補強し、骨
　切迫骨折の状態　　　　　　　　　　折を予防

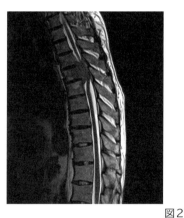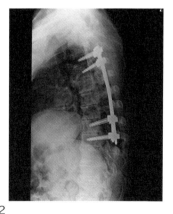

図2

a. 脊椎（せぼね）への転移　　　　　b. 手術：後方の骨を削って神経の
　神経が圧迫され麻痺を生じている　　圧迫をとる
　　　　　　　　　　　　　　　　　　金属を用いて、脊椎（せぼね）を
　　　　　　　　　　　　　　　　　　補強する

病気のはなし

がん骨転移に対する整形外科的治療

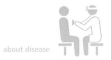
緩和ケア・ペインクリニック、歯科、薬剤部などが関わり、放射線治療は放射線治療科、手術療法や装具療法では整形外科、リハビリテーション科が関わっています。このように多職種が連携して治療し、患者さんが「動ける」状態を維持し、QOL向上に貢献することを目標としています。

まとめ

　手足や背中・腰が「じっとしていても痛い」「痛み止めを飲んでもどんどん痛くなる」といった症状があれば、一般的な整形外科疾患のほか、がんの骨転移も疑われます。早めにかかりつけ医や整形外科に受診して相談してください。

● 令和元年11月28日開催

脳卒中について

脳神経外科　辻　将大

脳卒中のなかでも頻度の高い「脳梗塞」の治療についてご紹介します。

国民病である脳卒中：脳梗塞

　脳卒中とは、突然起こる脳の病気の総称です。そのうち、血管が詰まってしまうのが脳梗塞、血管がやぶれてしまうのが脳出血・クモ膜下出血です。脳卒中のなかで脳梗塞が占める割合は高く、4分の3にもなります。

　片側の手足の軽いしびれや、ろれつが回らないといった軽症のタイプから、片麻痺（いわゆる半身不随）の状態や、言葉が出ない（失語）、あるいは意識を失う（意識障害）などの重症のタイプまで様々な症状が出現します。時間が経つにつれて梗塞の範囲

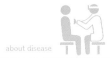

が拡大し、だんだんと症状が重くなっていくことがあります。これらの異変がみられた場合はすぐに救急車を呼びましょう。迷った場合はかかりつけの医療機関に相談しましょう。

脳梗塞に対する緊急での治療

　基本的に発症から4.5時間以内で、かつ問診や検査結果により投与できない理由がない場合には、t-PAという即効性の高い「血栓溶解剤」を投与することができます。

　また、大きな血管が詰まっている場合は「経皮的血栓回収術」というカテーテルを使った緊急手術をご提案することもあります【図】。これらはいずれも詰まった脳血管の再灌流を目的とした治療であり、脳梗塞になりかけている部分の脳を救済することで、病気の進行を防ぐことのできる可能性がある治療です。症状が劇

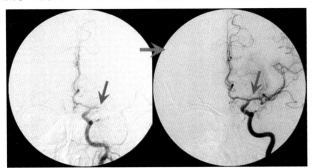

治療前　　　　　　　治療後
再開通が得られ詰まった先の血管が描出されています
（国立循環器病研究センター病院 ホームページより）

的に改善する例もあります。

治療経過

　上記の治療後、あるいは上記の治療の適応にならない場合でも、通常は脳保護薬や抗血小板剤・抗凝固薬など血液をサラサラにする点滴・内服薬を調整していきます。

　症状が軽症である場合、１週間程度の入院で退院される場合があります。一方で重症である場合は、長期間のリハビリや転院などが必要になることもあります。

・・・・・・　**まとめ**　・・・・・・

- ●脳卒中の治療は時間との勝負です。疑わしい場合はすぐに医療機関を受診しましょう。
- ●何よりも予防が重要です。生活習慣を見直しましょう。

about disease

● 令和元年12月19日掲載

「せん妄」を
知っていますか？

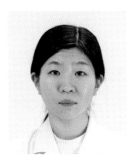

精神科神経科　三浦　章子

> せん妄は、特に入院中の高齢患者さんで
> 高頻度に発症します。
> 予防や早期介入が重要です。

　せん妄とは、軽度から中等度の意識障害を背景に、様々な認知機能障害や精神症状を伴う症候群です。身体疾患や薬剤、手術などが原因となります。あまり聞いたことが無いかもしれませんが、身体治療を受けている入院患者さんに多くみられます。特に高齢の方や、もともと認知症がある方では、せん妄がおこりやすいといわれています。

　せん妄は、意識障害を背景として様々な症状がみられます。不眠・昼夜逆転といった睡眠覚醒リズムの障害や、日にちや場所がわからなくなる（見当識障害）、あるはずがないものが見える（幻

視)、興奮や易怒性などです。つまり、「強い寝ぼけ」のような症状がみられます。これらの症状が、急に出現し、一日のうちで変動する（特に夕方から夜間にかけて悪化する）という特徴があります。

　せん妄は、様々な要因（準備因子、直接因子、促進因子）が重なって発症します（表1）。これらは「せん妄の3因子」といわれており、せん妄の改善には、まず直接因子と促進因子を取り除くことが重要です。特に直接因子への対応（身体治療）が、せん妄治療では重要となります。しかし、これらの対応を行ってもせん妄が改善しない場合には、睡眠を確保し、興奮や幻覚などを軽減するために薬物療法を行います。

表1　せん妄の3因子

準備因子	高齢（70歳以上）、認知症、脳器質性疾患の既往（脳梗塞・脳出血・頭部外傷など）、せん妄の既往、アルコール多飲
直接因子	身体疾患、薬剤、手術、アルコール（離脱）
促進因子	身体的苦痛(不眠・疼痛・便秘・尿閉・不動化・ドレーン類・身体拘束・視力/聴力低下など)、精神的苦痛（不安・抑うつなど）、環境変化（入院・ICU・明るさ・騒音など）

出典：せん妄診療実践マニュアル. 井上真一郎 2019

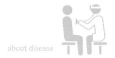

せん妄はいったん発症してしまうと、患者さんの本来の身体治療に支障をきたし、入院期間が延びてしまうといった悪影響がみられます。そのため、当院ではせん妄の予防や早期介入に力を入れています。当科ではリエゾンコンサルテーションチームでせん妄への介入を継続的に行っています。また、当院の周術期管理チームにも精神科神経科医師が参加し、せん妄予防について取り組んでいます。

●●●●●● まとめ ●●●●●●

- せん妄の改善には、原因の除去が重要です。薬物療法はあくまで対症療法です。
- 高齢化に伴い、せん妄は増加しています。当院では、せん妄予防にも力を入れています。

病気のはなし

「せん妄」を知っていますか？

心エコーでみる
心不全

循環器内科　山口　一人

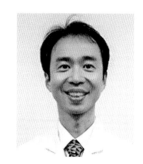

> **心エコーは心不全診断に必要な
> 検査です。**

　心エコーは心臓の構造的な異常を見つけることや、心臓の働きを知ることができる検査です。この検査法を用いることで心不全をより確実に診断することができます。心不全については日本循環器学会から「急性・慢性心不全診療ガイドライン」が発表されており、この中に心不全の定義が明記されています。長くなるのでここでは簡単にまとめると、心不全の診断には「①心臓ポンプ異常に伴う心拍出量の低下あるいは心室充満圧の上昇」「②それによって引き起こされるからだの異常症状・所見」の２つがそろうことが必要になります。

心エコーは②について知ることができませんが、①の評価とその原因についての情報を得ることができます。①にある「心拍出量の低下」とは、心臓が全身の臓器（脳・消化器・筋肉等）に必要な血液を送り出せない状態をいいます。「心室充満圧の上昇」とは、心臓が血液を拍出するためには、その分だけ血液を蓄えなければなりません。この蓄える作業を効率よく行うために心室充満圧が関係し、圧が低いほど血液が蓄えやすく、逆に圧が高いと血液が滞った状態となります。この滞った状態を「うっ血」とも言います。心不全を理解するには図のようなイメージに置き換えるとよいかもしれません。心臓というポンプが川の下流にある池から、上流にある田んぼの稲に水を供給していると考えると、ポンプの機能が落ちれば水はあふれ、田んぼの稲は枯れていく。こ

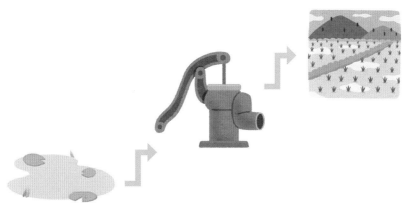

ポンプは心臓、田んぼは心拍心量、池はうっ血の状態を表す

の池の水があふれた状態を「うっ血」、田んぼの稲が枯れていく状態を「心拍出量の低下」と表現できます。この池と田んぼそしてポンプの状態の評価に心エコーを用います。

　心エコーは、心不全のすべてがわかるわけではありませんが、ポンプがおかしい理由をみつけるために、また異常症状や所見がポンプ機能低下によるものか確認するために行う検査です。

・・・・・ **まとめ** ・・・・・

- ●心不全とは心臓のポンプ異常により症状が出現した状態。
- ●心ポンプ異常に伴う状態は2つ、①心拍出量低下と②うっ血。
- ●心エコーは心臓と①、②を評価できる。

about health

健康のはなし

1

あなたも家族も幸せになれる
「嚥下」の話
～いつまでも口から食べられるために～

リハビリテーション部　言語聴覚士　熊谷 英岳

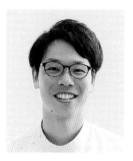

> なんだか食べ物が飲み込みにくい……
> 最近ムセることが増えた……と感じること
> がありませんか？

●嚥下障害とは

　料理を見る、噛んで味わうことは多くの人の喜びであり、食べたものを消化・吸収して、元気に生活するエネルギーを得ています。しかし、食べることに困難をきたす症状がでることがあり、それを「嚥下障害」といいます。嚥下障害の原因は、脳卒中や神経・筋肉の病気、呼吸器などの病気、また口やのどの悪性腫瘍などが多いですが、病気をしていなくても歯が少なくなって噛みにくくなる、舌や喉の筋力が衰えて飲み込みにくくなるといったこともあります。飲み込みにくくなると、食事や水分の摂取量が減って

低栄養や脱水になったり、食べ物や唾液が気管の方に入ること（誤嚥）が増えて、誤嚥性肺炎の危険性が出てきます。このような飲み込みの衰えをチェックするポイントがあります（図1）。自分や家族の飲み込みの力を確認して、衰えに早めに気づくことが大切です。

□ 唾液（つば）が増え、処理に困る　　　□ 寝ているときに咳がでて目が覚める
□ つばが絡んだようなかすれ声が気になる　□ お茶や水を飲むと、頻繁にむせるようになった
□ 食事中にむせることが多くなった　　　□ この1年で体重が急に減った
□ 頻繁に咳き込むようになった　　　　　□ 食事の量が減った
□ 痰がでるようになった　　　　　　　　□ 運動しなくなった

★判断の目安
0〜1個　：「飲み込み力」は正常なので安心し　　5〜7個　：嚥下障害予備軍です
　　　　　てください　　　　　　　　　　　　8〜10個：嚥下障害の可能性もあるので、医師
2〜4個　：「飲み込み力」が弱り始めています　　　　　　　に相談しましょう

図1　飲み込み力のチェックポイント
（稲本陽子. 自力で防ぐ誤嚥性肺炎. 日本文芸社；2017）

●嚥下障害の予防と対策

　基礎練習・食事前の準備運動として、「嚥下体操」があります（図2）。また、舌の筋力や飲み込むときに喉を引き上げる筋力の強化として、舌で口の天井を押すトレーニングがあります（ストローの端を舌と口の天井で押しつぶすように舌に力を込めるなど）。あまり急いで食べないこと、口の中をきれいな状態に保つことも嚥下に伴うトラブルを予防する上で有効です。飲み込みがしづらくなった時には、その人の状態に合わせて調理方法を工夫したり、水分にとろみをつける、食べる姿勢に配慮することでより安全に食事ができることがあります。飲み込みの動きを詳しく見る検査

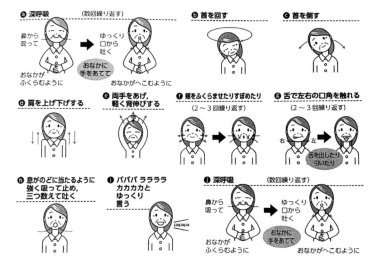

図2　嚥下体操（藤島一郎他. 脳卒中の摂食嚥下障害第3版. 医歯薬出版；2017）

や、医師やリハビリの療法士と一緒に安全に食べる条件を検討できる医療機関もあります。飲み込みが気がかりな時は、まずかかりつけの医師に相談してみましょう。

- - - - - - **まとめ** - - - - - -

- ●足腰だけでなく、「飲み込み力」にも衰えがあります。
- ●自分やご家族の「飲み込み力」を確認してみましょう。
- ●飲み込みにくさが気になったら舌や喉のトレーニングもご検討ください。
- ●飲み込みにくさが強くなったら医療機関にご相談ください。詳しい検査や飲み込みのリハビリもあります。

● 平成31年3月14日開催

健康と生活習慣

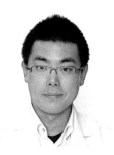

総合診療科　木島　庸貴

> より良い健康のために、禁煙、適切な食事（減塩含む）、定期的な運動、節酒を心がけましょう。

　WHO（世界保健機関）は、日本が属する高所得国において最も健康を害する要因として以下のものを順番に挙げています。1. 喫煙、2. 高血圧、3. 肥満、4. 運動不足、5. 高血糖、6. 高コレステロール、7. 野菜や果物の不足、8. 都市の大気汚染、9. 飲酒。

　最も大きい喫煙については、環境整備が日本でも進んできています。その後には食事と運動に関係する問題が続きます。オススメの食事は、全粒穀物（玄米など）、野菜、果物、豆類、魚です。注意が必要なものは、牛肉、加工肉、砂糖を多く含む飲料水です。また"定期的な運動"は、肥満や高血圧の有無に関わらず、健康

に良いものとして位置づけられています。運動は、生活習慣病（高血圧、糖尿病、脂質異常など）や心疾患や脳卒中による死亡のリスクを下げ、またダイエットの成功率も向上させると言われています。運動量としては、中程度の運動をほぼ毎日30分以上、強めの運動を週3回20分以上できれば理想的です。ちなみに中程度の運動とは、10分くらいで少し汗をかいて息がきれない程度の強度で、強めの運動とは2～3分で汗をかいて、息がきれるような運動のことを指します。タバコ・お酒・食事・運動と、人によっては見直す点が沢山ある方もいらっしゃるかもしれません。それらの中で、できそうなところからやってみましょう。

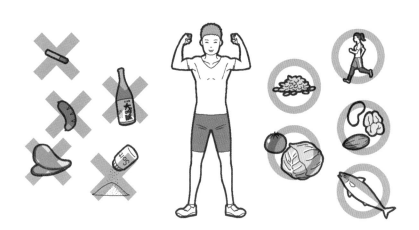

1. 摂取をオススメ：
   全粒穀物、果物、野菜、ナッツ、豆、魚
2. 摂取を控えるもの：
   牛肉、加工肉（ソーセージ、ベーコン）、
   砂糖入りの飲みもの
3. 禁煙と節酒
4. 減塩
   （加工食品や味噌汁を控え目にして、量は腹八分目で）
5. 短時間でも定期的に運動を

●●●●● まとめ ●●●●●

　食事、運動、飲酒、喫煙などの生活を見直してみて、できそうな
ところから取り組んでみましょう。

3

平成31年4月25日開催

血糖値が気になる方へ
〜血糖値の見方と測り方〜

内分泌代謝内科　守田　美和

> **血糖値を測る時は、**
> **タイミングを考えましょう。**

　糖尿病は血糖値が高くなる病気です。糖尿病の検査を受けたことがある方は多いと思いますが、どんな検査を受けられましたか？採血検査では、血糖値や、HbA1c（ヘモグロビン・エイ・ワン・シー：1、2カ月の血糖状態を示す検査）があります。

　HbA1cは1日の中で変動はありません。しかし、血糖値は正常の方は1日中ほぼ一定ですが、血糖値が高くなり始めると1日の中でも大きく変動します。糖尿病患者さんでは、食事の前から血糖値が高い人は食後にはさらに高くなりますし、食事の前の血糖値は正常値でも食後だけ血糖値が高い方もおられます。食後だ

け高血糖になる方を俗に「隠れ糖尿病」とか「糖尿病予備軍」といいます。この方たちは、HbA1cはまだ上昇していないのですが、HbA1cが高くないからといって安心はできません。

　ところでみなさんは健診や病院受診の際の採血は「いつ」受けていますか？　健診などは朝食を食べずに受けることが多いと思いますし、病院でも採血は空腹で受けておられる方も多いのではないでしょうか。

　先ほど説明した「隠れ糖尿病」「糖尿病予備軍」では、空腹時採血では血糖値が正常のため、発見されないことが多いので注意が必要です。「糖尿病予備軍」は糖尿病にとてもなりやすいことがわかっていますし、糖尿病や食後の高血糖は動脈硬化の原因と

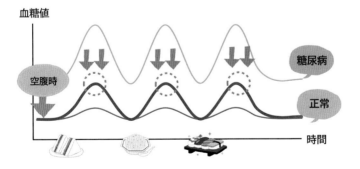

なることが言われています。

　では、「隠れ糖尿病」「糖尿病予備軍」を発見するにはどうしたら良いでしょうか。その為には、一番血糖値が高くなりそうな時間帯をねらって採血を受けることがお勧めです。通常の食事だと、食後1、2時間後の採血がお勧めです。病院での採血の時間を調整したりすることもできますし、当院では「誰でも参加できる糖尿病教室」の際に無料血糖測定会を開催していますので、上手く利用していただけたらよいと思います。

　食後高血糖に対する対策としては、炭水化物に偏らないバランスのとれた食事や野菜を食べることや、また3食きちんと食べることも大切です。

● ● ● ● ●　**まとめ**　● ● ● ● ●

- ●血糖値を測るときは、ねらって採血を受けましょう。
  食後何時間？何を食べた後？
- ●HbA1cが正常値でも血糖値の結果を見ることが大切です。

4

● 令和元年7月11日開催

コツコツ骨を守る食事

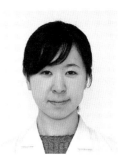

栄養治療室　金山　友紀

> 骨粗鬆症、骨折の予防には食事も大切です。骨折
> によって介護が必要になる人も少なくなく、元気
> に長生きするためにも骨の健康を維持できるよう
> 食生活を振り返ってみてください。

　骨粗鬆症は、骨がもろくな
り、骨折しやすくなる病気で
す。骨量は20歳前後に最大
値となり、その後加齢ととも
に減少していきます（図1）。
そのため若い時期にしっかり
強い骨を作ることが大切です
が、骨は毎日生まれ変わって

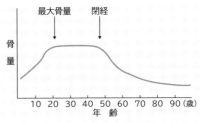

図1　年齢と骨量の変化
（骨粗鬆症の予防と治療の
ガイドライン2015年版より）

いるため、日頃の食事の中でも骨の材料となる栄養素が不足しな

● 令和元年7月11日開催

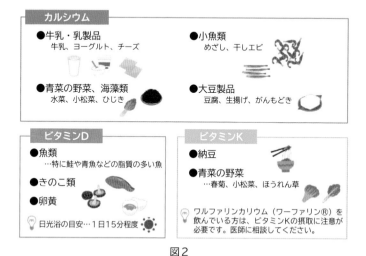

カルシウム

●牛乳・乳製品
　牛乳、ヨーグルト、チーズ

●小魚類
　めざし、干しエビ

●青菜の野菜、海藻類
　水菜、小松菜、ひじき

●大豆製品
　豆腐、生揚げ、がんもどき

ビタミンD

●魚類
　…特に鮭や青魚などの脂質の多い魚

●きのこ類

●卵黄

💡 日光浴の目安…1日15分程度

ビタミンK

●納豆

●青菜の野菜
　…春菊、小松菜、ほうれん草

💡 ワルファリンカリウム（ワーファリン®）を飲んでいる方は、ビタミンKの摂取に注意が必要です。医師に相談してください。

図2

いように心がけることが必要です（図2）。

　食事の基本は、主食・主菜・副菜をそろえて食べることです。その中で次のような栄養素について、日頃の食事を振り返ってみてください。

　カルシウムは、体内で99％が骨や歯に存在しており骨の重要な構成成分です。厚生労働省が発表している日本人の食事摂取基準（2015年版）では、成人で1日に約650〜800㎎を摂ることが推奨されていますが、日本人はやや不足しがちな栄養素です。食品では乳製品だけでなく小魚や、青菜の野菜・海藻類、大豆製品などに多く含まれています。これらの食品を普段食べることが少ない方は、少しずつ取り入れてみましょう。

ビタミンDは、腸でカルシウムの吸収を助ける働きがあるため、安定したカルシウム摂取のためにも重要な栄養素です。食品では鮭など魚類や干ししいたけ、卵黄などに比較的多く含まれています。また、ビタミンDは太陽に当たることで皮膚でも作られるため、１日15分程度の日光浴でも補うことができます。

　ビタミンKは、新しい骨を作る働きを促します。食品では納豆や青菜の野菜に多く含まれています。※ワーファリンを内服している方は、ビタミンKの摂取を控える場合があるため医師や薬剤師に確認してください。

　その他注意したい食品は、リンを多く含むインスタント麺などの加工食品や、塩分、カフェイン、アルコールです。過度に摂取するとカルシウムの吸収を阻害してしまうため、摂りすぎに注意しましょう。

・・・・・・　まとめ　・・・・・・

- ●食事は主食、主菜、副菜をそろえてバランス良く食べましょう。
- ●カルシウムを十分に摂りましょう。
- ●ビタミンD、ビタミンKなども忘れずに摂りましょう。
- ●カルシウムの吸収を妨げる食品の摂りすぎに注意しましょう。
　骨の健康を維持するために、これらのポイントを毎日コツコツ取り入れることが大切です。ぜひ、骨を守る食事、生活習慣を心がけてみてください。

健康のはなし

コツコツ骨を守る食事

5

ちょっと気になる
妊婦の話

産科・婦人科　原　友美

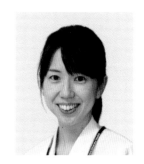

> 妊婦さんや産後のお母さんだけでなく、これから妊娠を考えている方も、気軽に産科婦人科へご相談ください。

　妊娠は病気ではありませんが、身体と心に大きな変化をもたらします。妊娠により様々な身体の変化が起こり、時に妊娠中の合併症として治療が必要になることもあります。"つわり"は妊娠による症状としてよく知られています。妊婦さんの50〜80％がつわりを経験しますが、その程度は個人差が大きいため人と比べないようにしましょう。重症になると脱水やビタミン不足になるため、点滴や入院が必要なこともあります。妊娠による身体の変化は子宮が大きくなりお腹が出てくるだけではありません。体をめぐる血液の量が約40％増加し、心臓の負担が大きくなります。

妊娠して疲れやすいと感じたり、少し動くと息切れがするのはそのためです。妊娠中だけ糖尿病（妊娠糖尿病）になったり、高血圧（妊娠高血圧症）になる人もいます。妊娠中の合併症をできる限り予防し、合併症が発生したとしても程度の軽いうちに発見するために定期的な妊婦健診を受診することが重要です。また、妊娠中から産後は気持ちも変化しやすく、ちょっとしたことで涙が出たり不安な気持ちになることがあります。特に産後に悲しくてみじめな気持ちが続いたり、眠いのに眠れないという時には産後うつの可能性があります。産後うつ病は早く発見して治療すれば

妊娠と薬　〜妊娠と薬情報センター〜

●当院産婦人科に妊娠と薬の専門外来があります
●妊娠中の内服について情報を集積し、情報提供します

こんな時はご相談ください

●持病でお薬を飲んでいるけど、この薬を飲みながら妊娠してもいいの？
●妊娠していることに気づかずに薬を飲んでしまったけど大丈夫？

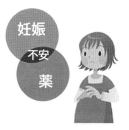

妊娠
不安
薬

妊婦さんへ
お薬の心配事は
ご相談下さい！

妊娠と薬情報センター
TEL:03-5494-7845
【受付時間】月曜〜金曜（祝日を除く）
10:00〜12:00 13:00〜16:00
〒157-8535 東京都世田谷区大蔵2-10-1 国立成育医療研究センター内
https://www.ncchd.go.jp/kusuri/

● 令和元年8月1日開催

治るので、周りの方が気づいて受診をすすめてあげることも大切
です。

　最後にこれから妊娠を考えられている方へ、合併症を減らす努
力として妊娠前からできることがあります。やせすぎ、太りすぎ
は合併症のリスクとなるので、自身の適正体重（BMI18.5-25）
を確認しましょう。高血圧や糖尿病、膠原病、精神科疾患などの
合併症がある方は、妊娠前にその病状が安定していることが重要
です。主治医に妊娠したい意思を伝え、妊娠可能な状態か確認し
ましょう。内服薬があっても妊娠可能な場合もあります。妊娠と
薬情報センターでは、妊娠中に内服可能かどうかの情報提供を
行っています。

●●●●● **まとめ** ●●●●●

　妊娠は病気ではありませんが身体と心に大きな変化をもらたしま
す。周りの方と一緒に赤ちゃんを迎える準備をしましょう。

● 令和元年12月4日開催

骨折で歩けなくなるその前に、知っておきたい骨粗鬆症のこと

内分泌代謝内科　金沢　一平

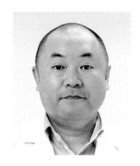

> 骨粗鬆症による骨折は、痛いだけでなく、生活の質を低下させ、生命予後にも影響します。骨折を予防して健康寿命を延ばしましょう！

　骨粗鬆症は、「骨強度の低下を特徴とし、骨折のリスクが増大しやすくなる骨格疾患」と定義されています。骨粗鬆症による骨折の中でも、大腿骨近位部骨折と椎体骨折は、生活の質や生命予後に大きく影響します。骨粗鬆症による骨折は医療経済の負担になり、逆に骨折を予防することで元気な高齢者が日本で活躍することにより、これからの超高齢社会を明るいものにする必要があります。

　骨折を予測する指標として、既存骨折、骨密度測定、大腿骨近位部骨折の家族歴、FRAX®があります。骨折は、50歳頃から

健康のはなし

骨折で歩けなくなるその前に、知っておきたい骨粗鬆症のこと

● 令和元年12月4日開催

手関節の骨折のリスクが上がり、その後は椎体、上腕骨、大腿骨の骨折リスクが上昇します。椎体の骨折は約7割が痛みを伴わずに骨折（いつの間にか骨折）するため、身長の低下などを目安にX線などの検査により評価する必要があります。これまでに骨粗鬆症による骨折を起こしたことがある場合に、次の骨折を起こす確率は約2〜4倍高くなることが知られています。FRAX®はインターネット上で使用できるツールです（https://www.sheffield.ac.uk/FRAX/tool.aspx?lang=jp）。

　骨密度を正確に評価するためには、DXA法（二重エネルギーX線吸収測定法）による腰椎、大腿骨の骨密度を測定することが国際的にもゴールドスタンダードとなっています。

　骨粗鬆症の原因は主に加齢、閉経、遺伝と考えられていますが、

骨粗鬆症性骨折の予測指標
1．脆弱性骨折の既往
2．骨密度（腰椎、大腿骨）
3．大腿骨近位部骨折の家族歴
4．FRAX®

骨粗鬆症の原因	
1．加齢、閉経	6．過度の飲酒
2．遺伝	7．カルシウム不足
3．痩せ、肥満	8．ビタミンD不足
4．運動不足	9．薬剤性（ステロイド、抗癌剤など）
5．喫煙	10．生活習慣病（糖尿病、慢性腎臓病など）

その他に運動不足、喫煙、過度の飲酒、カルシウム・ビタミンD
摂取不足、薬剤性、糖尿病などの生活習慣病などがあります。一
日800mg以上のカルシウム、15〜20μgのビタミンDの摂取、
日光浴、運動により骨粗鬆症の予防を行い、必要に応じて薬物治
療を行います。薬物治療は、患者さんの個々の状態にあわせて飲
み薬や注射薬で治療を行います。

● ● ● ● ● まとめ ● ● ● ● ●

　骨粗鬆症は加齢とともに増加し、一度の骨折により、その後の生
活に支障が出る可能性があります。きちんと検査を受け、予防や治
療を行うことで骨折を防ぐことができます。歩けなくなるその前に、
転ばぬ先の杖、骨折する先の骨粗鬆症検査を受けましょう！

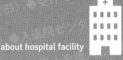

about hospital facility

病院施設・検査機器のはなし

1

● 平成31年2月7日開催

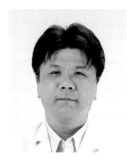

大学病院のエトセトラ
―他の病院と何がちがうの？―

入退院管理センター　山本　昌弘

> 当院は、全国の中で入院施設を最も有効
> 活用している大学病院です。
> （平成29年度　平均病床稼働率92.8％）

　当院は平成29年度の調査において、平均在院日数は全国平均と同等な13.5日でした。一方、平均病床稼働率は、92.8％と全国第1位でした。これらは、全国平均水準の入院期間の中で、ほぼ全病床に入院した患者さんに対し、日々医療を提供していることを意味しており、当院は全国の大学病院の中で入院施設を最も有効活用して医療を提供している病院といえます。入退院センターでは、季節変動のある疾患や、高度医療のご要望等の状況を考慮し、診療科間の垣根を越えて病床配分を弾力的に調整することにより、できうる限り早期に、県内外からの入院治療の希望に

応えられるよう努めています。

　お住まいの医療機関から離れて当院で治療を受ける方も少なくありません。入院治療が必要となった場合には、入退院センターにおいて現在の治療状況や日常生活動作、ご家族構成等を含む生活環境を予めお伺いし、入院前から治療の準備を進めるとともに、退院後の療養環境の整備に役立てています。

　また、島根大学医学部附属病院では、地域の医師不足解消のため、平成28年２月に医師派遣検討委員会を設置しています。島

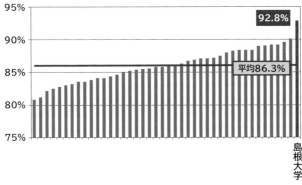

島根大学医学部附属病院の入退院患者の状況（平成２９年度）

- ・総病床数　　　　　　600床
- ・一日平均入院患者数　556.8名
- ・のべ入院患者数　　　20万3216名

大学病院別平均病床稼働率

92.8%

平均86.3%

島根大学

● 平成31年2月7日開催

根県との連携のもと、地域の医療状況を詳細に検討し、診療科と協働して医師の派遣を始めています。充実される地域医療を視野に入れ、地域医療連携センターと連携し、居住地から切れ目なく一貫した医療の提供が可能となるよう努めています。

● ● ● ● ● ● まとめ ● ● ● ● ● ●

　ケアマネージャーさんの連絡先（名刺等）を控えておくと大変役立ちます。保険証やお薬手帳等と一緒に備えておき、相談ごとの際には持参されることをお勧めします。

　入退院センターは、病院玄関入口の左手にあります。お気軽にご相談ください。

● 平成31年3月28日開催

最新のMRI装置を
導入しました

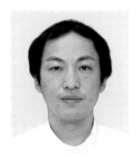

放射線部　麻生　弘哉

> 島根大学病院に新しいMRI装置が導入
> されました。ぜひとも興味を持ってい
> ただけたらと思います。

　MRI検査は巨大な磁石を使って、身体の中を診る検査です。この検査は磁石を使用しているので被ばくが無く、繰り返し撮影しても体に影響がないため、とても安全な検査です。つまり、妊婦さんの赤ちゃんの撮影や、年齢の低い子どもの撮影を行うこともできます。

　この検査は良い所だけしかないのかというと、デメリットもあります。それは体内に金属が入っている方や狭いところが苦手な方などは、検査が難しくなる場合があります。また、大きな音がするので、音が苦手な方は耳栓やヘッドホンを併用して検査を行

2

います。

　ここで、当院に新しく導入されたMRI装置を紹介したいと思います。

　今回導入された装置は、①撮影するために入るトンネルが広いものを採用し、②音の大きさも調整できるようになりました。生まれたばかりの赤ちゃんでも、眠りをできるだけ覚まさないように検査ができるようになりました。また、小学生のお子様にも、狭さや検査時間の長さを感じさせないように③DVDなどテレビを見ながら検査ができるようになりました。

　最近のMRIは検査を受ける人がリラックスできるような環境づくりを考えた装置が増えてきています。MRIの寝台にもクッショ

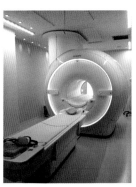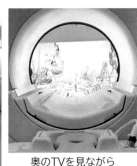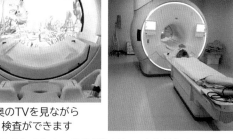

奥のTVを見ながら
検査ができます

２台の新しいMRI装置が導入されました。身体が入るトンネルが広く、
TVを見ながら検査もできます。

ン性が良く、④**長時間寝ていても大丈夫な造り**を考えているなど、快適性を追求した造りに移行しています。

　新しいMRI装置の快適性は、いままでMRI検査を受けるのが難しかった人でも、検査ができるようになる可能性があります。当院の新しいMRI装置で検査をしてみて、印象が少しでも良くなれば幸いです。

寝台マットは寝具メーカーとの共同開発

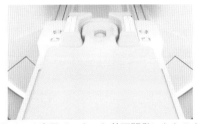

寝台のマットは**ドイツの寝具メーカーと共同開発**したものを採用しています。ほとんどの方が**従来のマットに比べて快適**であると回答されています。

> • • • • • **まとめ** • • • • •
>
> 最新のMRI装置は、
> ●性能だけを追求していません。
> ●デメリットを補う対策がされています。
> ●快適性を与えるように進化しています。
> ●誰でも検査ができるように改善されています。

病院施設・検査機器のはなし　最新のMRI装置を導入しました

3

● 平成31年４月11日開催

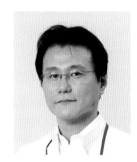

「薬が効く」とは
どういうことか？

臨床研究センター　大野　智

> 薬として効果が認められるためには
> 臨床試験による検証が必要です。

　薬が病気に「効く」と言うためには裏付けが必要です。これを
専門用語で科学的根拠（エビデンス）といいます。

　科学的根拠は、情報としての正確さが高いものと低いものに分
類できます。

　例えば、健康食品などの広告でよく目にする利用者の声といっ
た「経験談」は、情報に偏りや偶然の入り込む余地が多く、情報
としての正確さは低くなります。また、細胞実験・動物実験など
の「実験室の研究」は、そのまま人に当てはまるわけではありま
せん。実際に薬の候補になる物質が見つかってから、本当に薬に

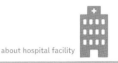
なる確率は数万分の一と言われています。

　逆に、科学的根拠として最も信頼性が高いものは、ランダム化比較試験による結果になります。

　ランダム化比較試験とは、対象者をランダム（無作為）に2つのグループに分けて、一方には評価しようとしている治療法、もう片方には異なる治療法（標準治療）を行い、一定期間後に効果を比較検討する臨床試験の方法です。これは「治験（ちけん）」とも呼ばれ、新しい治療法が厚生労働省に「医薬品」として認めてもらうための重要なステップです。みなさんが病院で処方される薬は、このランダム化比較試験で効果が証明されています。

　しかしながら、効果が証明されている薬であっても、100人治療すれば100人全員が治るわけではありません。薬で治療をしても、病気が治る人もいれば治らない人がいます。これを「医療の

科学的根拠（エビデンス）の種類

研究デザイン（方法）	情報の正確さ	偏り・偶然
ランダム化比較試験（RCT）	高い	少ない
非ランダム化比較試験		
観察研究（比較群有：コホート研究 症例・対照研究など）		
観察研究（比較群無：症例報告など）		
実験室の研究（細胞実験、動物実験）		
経験談・権威者の意見	低い	多い

病院施設・検査機器のはなし

「薬が効く」とはどういうことか？

● 平成31年4月11日開催

不確実性」といいます。今後、医学が進歩したとしても、医療の不確実性は常に伴います。

　これらのことを踏まえて、上手に薬と向き合ってもらえたらと思います。

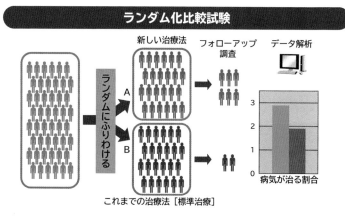

● ● ● ● ● ● **まとめ** ● ● ● ● ● ●

　臨床試験や治験のことで質問や相談がある方は、臨床研究センターまでお問い合わせください。

［募集中の治験］

島根大学医学部附属病院臨床研究センター治験管理部門

https://www.shimane-u-tiken.jp/kanja/4

● 平成31年4月18日開催

在宅医療へつなぐ

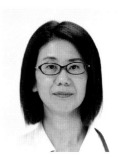

地域医療連携センター　安田 真紀

> 地域医療連携センターは、患者さん、ご家族さんが安心して生活できるよう地域の医療・介護等と当院の医療サービスをつなぎます。

　医師から「退院しましょう」と告げられ慌てたことはありませんか？　まだ手術が終わって間がないのにとか、まだ入院したばかりなのに等々。大学病院など高度急性期病院では、入院期間が短くなっており、治療が終了したら退院となります。そのため、入院時から退院後の生活について考えていく必要があります。

　地域医療連携センターでは、住み慣れた地域での生活を続けることができるようにお手伝いをしています。センターには、看護師・医療ソーシャルワーカー（社会福祉士）が配置されており、看護師は看護の立場から医療上の課題、生活・介護上の課題を整

病院施設・検査機器のはなし

在宅医療へつなぐ

● 平成31年4月18日開催

理し、医療ソーシャルワーカーは福祉の立場から支援を行います。
　病院内では主治医、看護師、リハビリ担当者、管理栄養士、薬剤師など多職種と連携をはかり、地域の支援者であるケアマネジャー、かかりつけ医、訪問看護師、ヘルパー、調剤薬局、福祉

ご利用できる主な介護サービスについて

（詳しくは、お住まいの市区町村や地域包括支援センターにお問い合わせください）

自宅で利用するサービス	訪問介護	訪問介護員（ホームヘルパー）が、入浴、排せつ、食事などの介護や調理、洗濯、掃除等の家事を行うサービスです。	宿泊するサービス	短期入所生活介護（ショートステイ）	施設などに短期間宿泊して、食事や入浴などの支援や、心身の機能を維持・向上するための機能訓練の支援などを行うサービスです。家族の介護負担軽減を図ることができます。
	訪問看護	自宅で療養生活が送れるよう、看護師等が清潔ケアや排せつケアなどの日常生活の援助や、医師の指示のもと必要な医療の提供を行うサービスです。	居住系サービス	特定施設入居者生活介護	有料老人ホームなどに入居している高齢者が、日常生活上の支援や介護サービスを利用できます。
	福祉用具貸与	日常生活や介護に役立つ福祉用具（車いす、ベッドなど）のレンタルができるサービスです。	施設系サービス	特別養護老人ホーム	常に介護が必要で、自宅では介護が困難な方が入所します。食事、入浴、排せつなどの介護を一体的に提供します。（※原則要介護3以上の方が対象）
日帰りで施設等を利用するサービス	通所介護（デイサービス）	食事や入浴などの支援や、心身の機能を維持・向上するための機能訓練、口腔機能向上サービスなどを日帰りで提供します。	小規模多機能型居宅介護		利用者の選択に応じて、施設への「通い」を中心に、短期間の「宿泊」や利用者の自宅への「訪問」を組み合わせて日常生活上の支援や機能訓練を行うサービスです。
	通所リハビリテーション（デイケア）	施設や病院などにおいて、日常生活の自立を助けるために理学療法士、作業療法士、言語聴覚士などがリハビリテーションを行い、利用者の心身機能の維持回復を図るサービスです。	定期巡回・随時対応型訪問介護看護		定期的な巡回や随時通報への対応など、利用者の心身の状況に応じて、24時間365日必要なサービスを必要なタイミングで柔軟に提供するサービスです。訪問介護員だけでなく看護師なども連携しているため、介護と看護の一体的なサービス提供を受けることもできます。

厚生労働省ホームページ

用具提供事業所等とも連携をはかる役割を担っています。

　具体的には、在宅でどのように生活していくか、食事・買い物・入浴など、誰がどのようにサポートするか、訪問看護師やヘルパーの調整など地域支援者と細かく相談していきます。サービス利用のために介護保険等、利用できる制度についてもご相談に応じています。

　介護保険は「65歳以上で日常生活に介護や支援が必要になったとき」「40〜64歳の方で脳血管障害やパーキンソン病などの特定疾病の方で介護や支援が必要になったとき」に利用できる制度です。必要なサービスを必要な方に受けていただけるようにお手伝いを行います。

　また、リハビリの継続や医療的な処置が継続する場合には、病状・目的に合わせた病院への転院のお手伝いも行っています。

病院施設・検査機器のはなし

在宅医療へつなぐ

- - - - - 　**まとめ**　 - - - - -

　納得できる退院をするために、気がかりなことをご相談ください。患者さん、ご家族さんの協力が必要です。
　どこでどう過ごしたいか、一緒に考えていきましょう。

● 令和元年5月16日開催

島根大学医学部附属病院Aiセンター
(Autopsy imaging Center) の紹介と現況報告

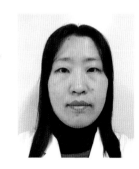

Aiセンター　木村かおり

> **Ai(オートプシー・イメージング)センター**
> **では死亡時画像診断を行っています。**

　島根大学医学部附属病院Aiセンターは2011年6月に開設され、ご遺体専用のコンピューター断層撮影装置（CT）が設置されており、2019年3月までの期間に3,000件以上のAi検査が行われました。①当院入院中または救急外来受診時にお亡くなりになった患者さんのうち、Ai検査が必要と判断された方、②医学生の解剖実習のために献体された方、③他の医療機関から依頼のあったご遺体、④警察等の司法機関から依頼のあったご遺体が対象となっており、24時間365日対応しています。入院中または救急外来受診時に亡くなられた患者さんのCT撮影データを基

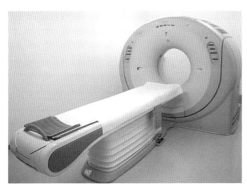

に、医療安全、診療の透明性確保の推進、医療の発展に役立っています。また、医学生の解剖実習では、実際の臓器をみながらCT画像を確認することにより人体の3次元的理解を深め、画像診断能力の向上等の医学教育にも有用です。司法機関からの依頼ではAiセンターを活用することにより、法医解剖の補助診断に応用したり、法医解剖を実施しなくてもAiのみで死因が特定できる症例も年々増加しています。死因究明だけではなく、人工股関節等の

Aiセンター検査実績

	件数
入院中に亡くなられた方	2,225
救急外来で亡くなられた方	299
献体された方	333
司法機関からの依頼	363
合計	3,220

2011年6月〜2019年3月

病院施設・検査機器のはなし

島根大学医学部附属病院Aiセンター（Autopsy imaging Center）の紹介と現況報告

5

体内医療器具、圧迫骨折等の身体特徴から身元を特定する個人識別にも貢献しています。また、大規模災害等が発生した際にはこれまでのCT画像データや経験を活かして、死因究明や個人識別を実施することも可能です。このようなAiセンターの利点を生かし、今後のさらなる医療発展、教育、死因究明率向上等の貢献に役立ててまいりますので、ご理解をお願いいたします。

まとめ

　Ai死亡時画像診断は医学生の教育や死因究明、個人識別さらには今後の医療の発展にもつながります。

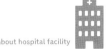
● 令和元年5月30日開催

遺伝子検査と
遺伝カウンセリング

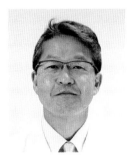

臨床遺伝診療部　鬼形 和道

遺伝子情報の特徴：
　不変性（生涯変化しない）
　予見性（疾患の発症を予測できる）
　共有性（家族で共通の情報を有する）

遺伝子検査：
　遺伝学検査（次世代に引き継がれる生涯不変の遺伝情報）
　病原体遺伝子検査（感染症を起こす病原体遺伝子を検出）
　体細胞遺伝子検査（がんなどにのみ生じている遺伝子の変化）

　遺伝カウンセリング：ある家系の遺伝疾患の発症や発症リスクに関連した人の問題を扱うコミュニケーションの過程を指します。適切な訓練を受けた1人以上の人が当事者や家族に以下の援助を行います。
　1）病気の診断・経過・治療などの医学的事実
　2）病気の遺伝様式および再発危険率

6

　3）再発危険率に対応する幾つかの選択肢

　4）適切と思われる方策を選択・実行の援助

　5）患者・家族に対する実行可能で最良の調整

　相談者（クライアント）の話を聞いて問題を把握、診断内容をわかりやすく解説します。クライアントの知りたい情報を提供するとともに、それぞれの選択肢ごとに起こりうる心理的葛藤や家族問題について話し合います。そして、継続的な支援と他の専門職との連携を調整します。

　臨床遺伝診療部では、遺伝や遺伝する病気の最新かつ正確な情報を提供しています。遺伝カウンセリングの対象となる疾患を記します。

　生まれながらの病気（染色体の問題：ダウン症等、筋ジストロ

病気に関する心配事がある時に

・子どもが生まれつきの病気を持っている。
　→次の子どもは大丈夫だろうか？

・自分や家族が病気を持っている。
　→子どもに遺伝しないのだろうか？

・家族に同じような病気にかかったものがいる。
　→その病気は遺伝するものなのだろうか？

・遺伝する病気の疑いがあるといわれたが、詳しく知りたい。
・遺伝子検査をすすめられたが、受けるべきだろうか？

フィー、代謝異常等）
出生前診断（NIPT：無侵襲的出生前遺伝学検査、高齢妊娠）
遺伝性のがん（乳がん、卵巣がん、大腸がん、甲状腺がん、がん家系等）
遺伝性の神経疾患（小脳変性症、アルツハイマー病、発達の遅れ等）

★耳より情報：耳垢には乾性と湿性があり、この性質はメンデル遺伝します。世界では湿性が多数派ですが、日本人では乾性が多数派です。耳垢は英語で"ear wax"と言います。湿性の方が理にかなっていますね！

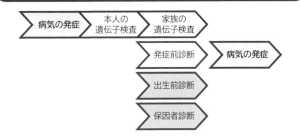

いつ、遺伝子検査を受けるの？

病気の発症 → 本人の遺伝子検査 → 家族の遺伝子検査

発症前診断 → 病気の発症

出生前診断

保因者診断

・・・・・・ まとめ ・・・・・・

遺伝子検査の前後に、遺伝カウンセリングを受けましょう。
連絡先：臨床遺伝診療部（予約）0853-20-2383

病院施設・検査機器のはなし

遺伝子検査と遺伝カウンセリング

● 令和元年6月13日開催

ちょっと気になる
AED

MEセンター　明穂 一広

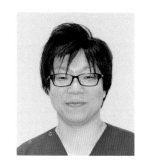

> 最近、皆さんの近くに設置されているAED
> （自動体外式除細動器）について、気にし
> たことありますか？

　AED（自動体外式除細動器）とは、心臓がけいれんを起こし、血液を送り出す事ができなくなった状態(心室細動)に電気ショックを与え、正常な状態に戻すための医療機器です。2004年7月より一般市民でもAEDを使用することができるようになり、病院・学校・空港・駅・公共施設など、人が多く集まる場所を中心に設置されてきています。医療知識がない人でも、AEDは操作方法を音声ガイドで指示を出してくれるので安心です。ガイドの指示に従って操作を行うことで、自動解析をし、電気ショックを自動で行ってくれますので簡単に使用することができます。

このAEDが使用できる心室細動とはどのような状態なので
しょうか。心室細動とは、心臓の筋肉がけいれんを起こしたよう
な状態であり、心臓から血液を送り出すことができなくなってい
ます。このため、全身に血液が送られなくなり、死亡のリスクが
高くなります。この心室細動の唯一の治療が電気ショックを与え
る除細動（AEDを含む）になります。このAEDと合わせて胸骨
圧迫と人工呼吸を行うことで、より救命率が上がります。しかし、
常に電気ショックが成功する訳ではなく、１分ごとに約10％成
功率が低下していきます。救急車の平均到着時間は8.6分です。
８分時の成功率は20％まで低下しています。以上のことを考え
ると、AEDは１秒でも早く使用することが重要になってきます。
　AEDの使用方法はとても簡単です。①本体のフタを開けて電

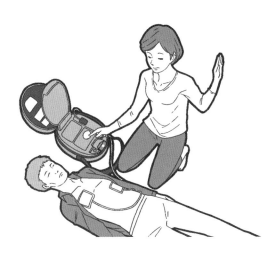

源をONにする、②電極パッドを胸に貼る、③ボタンを押して電気ショック。全て音声で指示が出ますので、できるだけ冷静になり、本体からの指示に従うことが重要です。

　今後、人が多い場所に行った時には、少しでもAEDを気にしておいてもらえればよいと思います。

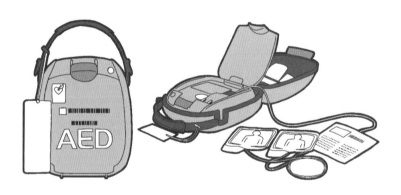

● ● ● ● ●　まとめ　● ● ● ● ●

　AEDの成功のカギは、時間です。できるだけ早くAED本体を見つけて装着してください。また、1人で対処せず、周りの人にも助けを求めることも重要です。

8

● 令和元年7月4日開催

放射線画像検査で何が
みえる？ 何がわかる？

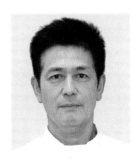

放射線部　山本　泰司

> ### CTとMRIの違いを知ってますか？

　放射線部では、X線を照射して画像作成する単純撮影やCT検査、またX線は全く使用せず体の中のプロトンを利用して画像化するMRI検査があります。生体の60-70％は水で、20-30％は脂質でプロトン（水や脂肪成分と考えてください）が多く含まれることから、ほぼ全身の画像化が可能です。図1はキウイフルーツの単純、CT、MRI画像です。単純は投影画像で断面は推測するしか手段はありません。CTは全ての断面情報が詳細に取得可能ですが、X線吸収差が小さい領域はコントラストの低い画像になります。しかし、MRIはX線吸収に関係なく、プロトンの僅か

な違いを高いコントラストで画像化可能です。また、ハム（図2）のように脂肪成分の描出もCTより優れています。図3は生卵とゆで卵のCT、MRI画像ですが、卵白と卵黄の画像コントラストはMRIが高く、X線吸収差はないがプロトンの状態である粘調

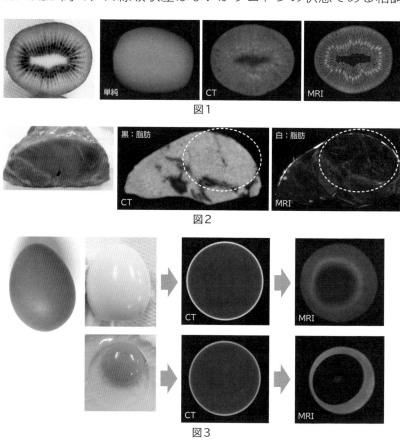

図1

図2

図3

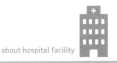
度など組織性質の差に違いがあることをMRIの画像が表しています。しかし、よく観察するとMRIでは外周の殻が描出できていません。これは、MRIがプロトンの少ない領域（肺や骨組織）での画像化が苦手であることを示します。図4は肺組織を模擬して撮像したメロンパンですが、CTでは内部構造が詳細に判別可能ですがMRIではプロトンが少なく画像になりません。このように、CTやMRIの検査はそれぞれの特徴を踏まえてオーダー検査されています。

　最後に、CT検査は被ばく線量を考慮すること、MRIは体内金属での事故に注意することが大切であり、放射線部では安全、安心な検査を心がけています。

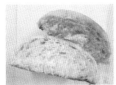
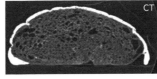

図4

まとめ

　CT検査は全身の断層画像が撮影可能ですが、X線吸収差の小さな組織は描出できません。MRIはX線吸収差が小さくても水分や脂肪の存在差があれば画像化可能です。疑われる病気の性質で検査が依頼されます。

病院施設・検査機器のはなし

放射線画像検査で何がみえる？ 何がわかる？

認知症疾患医療センターの役割ともの忘れ外来の紹介

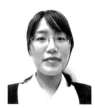

認知症疾患医療センター　長子由香理・新藤　舞

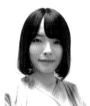

> 島根大学医学部附属病院に「基幹型認知症疾患医療センター」があるのをご存じですか？

●「認知症疾患医療センター」とは？

　認知症患者さんとそのご家族が住み慣れた地域で、安心して暮らせる地域づくりのために活動を行っており、「基幹型」「地域型」「連携型」があります。当院には、県に唯一の「基幹型認知症疾患医療センター」が設置されており、島根県全域を活動圏域として事業を行っています。

●「基幹型認知症疾患医療センター」の役割について

・認知症に関する鑑別診断や初期対応：もの忘れ外来で行っています。

病院施設・検査機器のはなし

認知症疾患医療センターの役割ともの忘れ外来の紹介

・専門医療相談：ご本人、ご家族や関係諸機関の相談に応じています。
・認知症の周辺症状と身体合併症に対する急性期治療：必要時入院できる体制を確保しています。
・保健医療・介護関係機関等との連携：医療機関や地域包括支援センター等と連絡、調整を行っています。
・連携協議会や研修会の開催
・情報の発信
　等の役割があります。

●「もの忘れ外来」について

　脳神経内科と精神科神経科の2つの科で行っており、かかりつけ医からの紹介のうえ、予約が必要となります。受診の経緯は「もの忘れが多くなった」「薬の管理や家事が難しくなった」等様々です。受診されると、鑑別診断のために受診の経緯や生活状況についてお伺いし、認知機能検査、MRI、脳血流シンチ検査等（図1）の検査を受けていただきます。診断結果に基づき、治療方針を決定し、医療・介護・福祉との連携を図りながら生活面のサポートを行っていきます。

　一般的にはアルツハイマー型認知症が最も多いといわれていますが、当院の昨年度の鑑別診断結果（図2）では、軽度認知障害（MCI）が最も多く、正常・健常と診断された方もアルツハイマー型認知症に続いて多いという結果となりました。これは早期受診に繋がっている結果だと思われ、早い段階で診断を受けることで、

● 令和元年7月18日開催

　治療の相談や予防に対して早期から取り組むことができ、支援体制等を検討していくこともできます。

　そして当センターでは、なるべくご本人、ご家族が孤立しないように寄り添いながら、安心して暮らせるようサポートしていきたいと考えております。

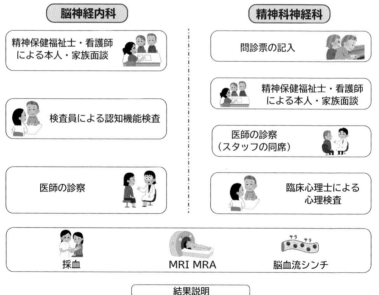

※あくまで一般的な流れを示していますので、ご本人の様子や状況に応じて内容や順序が変わる場合があります。

図1　もの忘れ外来の流れ

病院施設・検査機器のはなし

認知症疾患医療センターの役割ともの忘れ外来の紹介

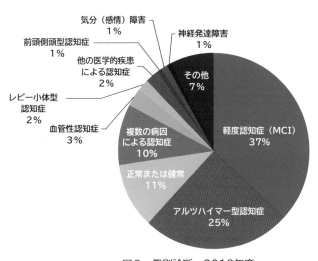

図2　鑑別診断　2018年度

・・・・・　まとめ　・・・・・

● もの忘れや認知症に関して、ご心配・お困りの際はお早めにご相談ください。

「認知症疾患医療センター」

TEL（0853）20−2630（平日９時〜16時）

● ホームページ http://www.shimane-ninchi.jp もご覧ください。

● 令和元年8月22日開催

マンモグラフィの新しい
技術「トモシンセシス」

乳腺・内分泌外科　板倉　正幸

> 「トモシンセシス」はマンモグラフィ
> の新しい技術です。

　マンモグラフィは乳房専用のX線撮影のことで、乳房を挟んで圧迫しX線を照射して撮影する二次元（2D）撮影法で、最も基本となる乳房の画像診断法です。

　乳房トモシンセシスとは、従来のマンモグラフィに加え、角度を変えて複数の方向から撮影し、収集したデータを三次元（3D）的に再構成して断層像を作成する技術です（図1）。マンモグラフィと同様に乳房を圧迫して撮影を行います。従来のマンモグラフィは、病変と周囲の乳腺組織が重なってしまう欠点がありましたが、乳房トモシンセシスでは乳腺の重なりが少なくなることで

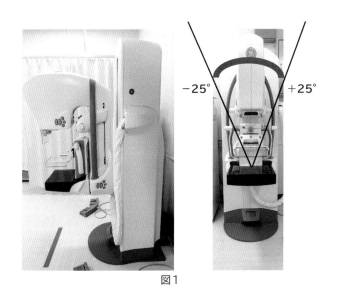

図1

正常乳腺と病変との区別が容易にできる精度の高い検査が可能と
なります（図2）。

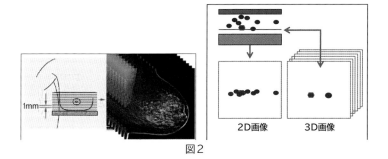

図2

病院施設・検査機器のはなし

マンモグラフィの新しい技術「トモシンセシス」

　乳房トモシンセシスは、X線が発生する管球を移動して撮影することにより、薄い断面ごとの撮影が可能となった最新撮影技術で、X線管球が動いている間は約40秒を要します。高精度な検査である分、圧迫時間がマンモグラフィに比べて長く、痛みを感じることがあります。当院の装置ではマンモグラフィの画像とトモシンセシスの画像が同時に撮影できます。現在当院では、乳房トモシンセシスは乳がん検診で要精査の方の精密検査を中心に撮影しています。

●●●●● **まとめ** ●●●●●

- ●乳房トモシンセシスは「三次元（3D）マンモグラフィ」です。
- ●従来の二次元マンモグラフィにおける組織の重なりやノイズを排除でき、診断精度の向上が期待できます。

● 令和元年8月29日開催

退院後訪問について

看護部　三吉由美子

> 専門看護師・認定看護師等による
> 退院後訪問を行っています。

　2025年には、全国の総人口の65歳以上の占める割合は30％になり、後期高齢者の人口の変化も予測されるため、国においても医療機能の連携を進めています。患者さんの高齢化が進み、医療処置を継続したまま、自宅退院となる患者さんが増加しています。

　当院では、2018年から退院後、専門看護師、認定看護師等の看護師から、療養の場を問わず質の高いケアを受けられるように、訪問看護ステーションの看護師と一緒に自宅へ訪問する「退院後訪問」を開始しています。

病院施設・検査機器のはなし　退院後訪問について

● 令和元年8月29日開催

　これまで、床ずれ・皮膚のトラブル、処置の確認、適切なスト
マ装具選択、痛みに対する評価、自己注射をはじめとする薬剤管
理の支援、在宅で療養している心不全患者さんへの療養生活管理
方法の支援、新生児治療室から退院後の患者さんを訪問し、健康
状態の評価・支援などを行ってきました。

　退院後訪問では、患者さん・ご家族が安心・安全に在宅で生活
し、在宅での生活を続けられるよう支援していきます。また、病
棟・外来看護師が自宅を訪問し、退院後の生活がうまく行われて
いるかどうかを判断し、退院後の生活への助言をして訪問看護ス

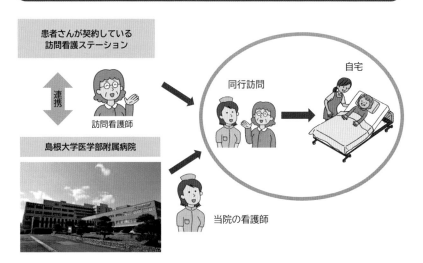

病院の看護師が訪問看護師と一緒にご自宅を訪問します

患者さんが契約している
訪問看護ステーション

連携

訪問看護師

島根大学医学部附属病院

同行訪問

自宅

当院の看護師

テーション、在宅支援者等へつなげていきます。そして、病棟看護師も病院内に留まらず、実際のご自宅の療養環境を把握し、住み慣れたご自宅で患者さん、ご家族が在宅療養に移行できるよう支援していきます。

　退院後訪問は、看護の質を保証したケアの継続、在宅療養支援に繋がります。今後も病院と地域とが一緒になりサポートをしていきたいと考えています。

- - - - - - **まとめ** - - - - - -

- 入院時から、退院後に向けての気がかりを一緒に考えてサポートできるシステムです。
- 退院後訪問を利用していただくことで、住み馴れた地域、自宅での生活が継続でき、安心して過ごすことができます。

● 令和元年 9 月 12 日開催

がんと共に歩むために
～がん患者・家族サポートセンターでできること～

がん患者・家族サポートセンター　槇原 貴子

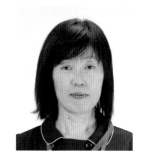

> がんと共に歩むために、ひとりで
> 悩まずに一緒に考えましょう。

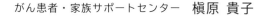

　がんの診断を受けられた患者さんやそのご家族からの相談窓口として、当院外来診療棟３階に「がん患者・家族サポートセンター」があります。そこではがん相談員２名が、お話を伺い、患者さんやご家族の不安が軽減できるように相談対応を行っています。

　国の第３期がん対策基本計画を受け、島根県がん対策推進計画では、「全ての県民が、がんを知り、がんの克服を目指す」ことを目標に掲げられ、中でも尊厳を持って安心して暮らせる社会の構築をするためには「患者・家族の治療や療養生活の悩みが軽減

する」ことが必要とされています。これこそが、がん患者・家族
サポートセンターの役割です。

　その中で、特に注目をされているのが、「がん治療と仕事の両立」
です。実際私たちがん相談員への相談で一番多いのが「医療費・
生活費など経済面」です。治療を継続することは、医療費も継続
され、収入の確保は患者さんの生活にとって重要な問題となりま
す。診断を受けた直後の患者さんに「早まって仕事を辞めないで」
と伝えたり、「治療計画」をきちんと文書で示したり、病院スタッ
フができる就労支援があります。そして私たちがん相談員は、体

病院施設 検査機器のはなし

がんと共に歩むために

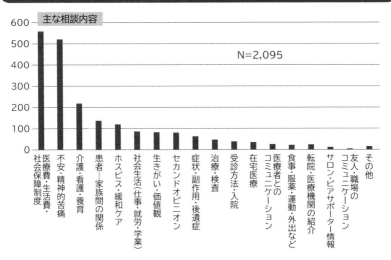

当院がん相談支援センター平成30年4月〜平成31年3月相談実績
のべ相談件数2,095件　相談者数757名

主な相談内容

N=2,095

調にあった就労先を探したい方
には「ハローワークの相談会」、
復職への不安があるときには、
「島根県産業保健総合支援セン
ターの相談会」への参加を勧め
不安軽減を図っています。

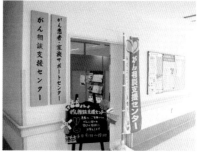

　また、私たちがん相談員によ
る相談対応だけではなく、患者同士で話す機会として「がんピア
サポーター相談会（毎月15日開催）」「ほっとサロン（毎週月曜
日開催）」を紹介することもあります。サロンでは「AYA（若い
世代）の交流会」「小児がんの親の交流会」なども開催しています。
がんと共に歩むために、ひとりで悩まずに、私たちと一緒に考え
ましょう。

・・・・・・ **まとめ** ・・・・・・

ご相談は……
　島根大学医学部附属病院
　がん患者・家族サポートセンター（外来診療棟　3階）
　　　☎（0853）20-2518・2545

病院施設・検査機器のはなし

がんと共に歩むために

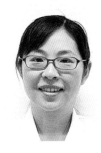

● 令和元年9月26日開催

もの忘れチェックしてみませんか？
―認知機能検査について―

検査部　濱田智津子

> もの忘れは様々な認知機能の低下で生じ
> ます。認知機能の検査は自分の脳の特徴
> を知るヒントになります。

● 認知機能とはなんですか？

　ものごとを記憶する、言葉を使う、計算する、問題を解決する
ために深く考えるなどの脳の働きを指します。

● 認知機能検査とはなんですか？

　認知機能を評価する検査です。脳疾患、精神疾患などの診断や
お子さんの発達の状態をみたりするための病院で行う補助的な検
査は、場面に応じて神経心理検査や心理検査、知能検査、人格検
査などを行うこともあります。

13

●もの忘れにはどんな認知機能の低下が影響していますか？

　もの忘れは記憶力の低下のみで生じるわけではありません。記憶をするには、まず記憶したいものを的確に選び出し、理解することが必要です。物事に集中したり、逆にあちこちに注意を向けるための注意力、常識やあいまいな表現をとらえることのできる理解力、判断力、また見通しを立てて行動を計画し成しとげるための実行機能力、ものの形や空間を捉えるための視空間認知力、その他言葉の理解力なども影響します。これらは認知症などでも低下しますが、加齢によって全ての人が低下しやすい機能です。

もの忘れに関係する認知機能

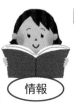

注意力
視空間認知力
実行機能力
理解力・判断力
言語能力など

記憶力

情報

●もの忘れに関係する認知機能検査にはどのようなものがありますか？

　一般に認知機能を大まかに見る検査として改訂長谷川式簡易知能評価スケール（HDS-R）、ミニメンタルステート検査（MMSE）があります。記憶の検査以外にも注意力や実行機能、視空間認知

力、言語の機能などの検査が含まれています。こうした大まかな検査の他、それぞれの認知機能に特化した検査もたくさんあります。なお、検査は絶対的な評価ではなく、加齢やその時の体調によっても変化します。そのため、病院ではあくまでも参考値としてとらえ、正しく評価するために繰り返し検査を行います。

・・・・・ まとめ ・・・・・

- 認知機能検査は様々な場面、目的で行われます。
- もの忘れには多くの認知機能の低下が関連しています。それらは病気以外でも、通常の加齢に伴っても低下します。
- 認知機能検査を行うことで自分の現在の認知機能の特徴を知り、よりよい生活を送るための参考にして下さい。

● 令和元年10月31日開催

受けてみよう
内視鏡検査

光学医療診療部　板脇 綾子

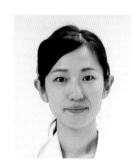

> がんの早期発見のために内視鏡検査を
> ぜひ受けてみて下さい。

　1980年頃、胃がんは男女ともがん罹患率の第１位で、近年検診などの検査やピロリ菌除菌が普及したことでその罹患率は徐々に低下傾向となってきていますが、現在も男性のがん罹患率の第１位、女性では第３位と、依然罹患率の高いがんです。胃がんの死亡率はここ50年の間ではほぼ横ばい〜低下傾向ですが、男性の第２位、女性では第３位と、死亡率の上位を推移しています。

　胃がんの検診は、主にX線造影検査と内視鏡検査の２種類があります。X線検査の場合は造影剤を飲んだ後にレントゲン写真を撮って、胃の壁の構造に異常がないか確認します。この検査の長

所はコストが安いことで、検診を受ける方の場合は金銭的負担が少ないことは重要だと思います。しかし、早期がん（小さな病変）は造影検査で診断することが難しく、進行がんも時に見逃してしまうことがあります。一方、内視鏡検査はコストが高いことや検査を受けるのが大変（カメラを飲み込むのが辛いなど）という短所はありますが、造影検査よりもがん発見率は高く、胃癌検診の精度も格段と上がります。

　内視鏡検査をできるだけ楽に受ける方法として、経鼻内視鏡を使う方法（機種によっては画質が劣ってしまいますが、喉の奥に当たらず「オエッ」となりにくいです）や鎮静剤を使用する方法

胃癌検診の方法

①X線検査
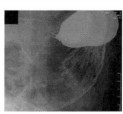
　（長所）コストが安い（検診なので重要）
　（短所）陽性的中率が低い
　　　　　早期がんの発見が苦手

②内視鏡検査
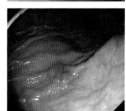
　（長所）胃がん発見率（特に早期胃がん）
　　　　　が高い
　（短所）コストが高い
　　　　　苦痛を感じる

病院施設・検査機器のはなし　受けてみよう内視鏡検査

14

● 令和元年10月31日開催

（その場合はご家族の方同伴で来院ください）などもあります。以前受けた内視鏡検査が苦しくて、もう受けたくないと思われている方も、これらの方法を医師と一度相談してみてはいかがでしょうか。

病院施設・検査機器のはなし　受けてみよう内視鏡検査

・・・・・・　まとめ　・・・・・・

●がん検診を受けましょう。
●内視鏡検査で消化管のチェックを。

● 令和元年11月14日開催

高度外傷センタードクターカー
について：消えゆく命を救う病院前診療

高度外傷センター　岡　和幸

> 1分1秒を争う重症外傷患者さんの救命のために、院内で患者さんの到着を"待つ"診療ではなく、院外へ患者さんを迎えに行く"攻め"の診療を展開しています。

　我々の日常生活には、時として大きな危険が潜んでいます。交通事故や労働災害など、不幸にして大きな怪我を負い、命からがら搬送されてくる患者さんが多くいらっしゃいます。その中には、どんなに手を尽くしても残念な結果を辿ってしまわれる方がいらっしゃるのも事実です。

　高度外傷センターは、そういった患者さんを1人でも多く救うために2016年に設立されました。その後、1分1秒を争って処置が必要な重症外傷患者さんの救命率向上を目的として、2018

年２月から外傷ドクターカーの運行を開始しました。

　通報者からの119番通報内容に、予め決められた「キーワード」が含まれていた場合、自動的に出動要請が消防から発信され、ドクターカーが出動します。ドクターカーは消防の要請から３分以内に出動します。患者さんを救護している救急隊と、現場や「ドッキングポイント」と呼ばれる、あらかじめ決められた地点で合流し、患者さんの診療を開始します。ドクターカー車内では、心電図モニターやエコー検査、投薬治療などが実施され、時には人工呼吸や輸血、命をつなぐための緊急手術などが行われることもあります。患者さんの容態はリアルタイムで院内に電送され、患者さんの容態に合わせた適切な受け入れ準備をいち早く開始するこ

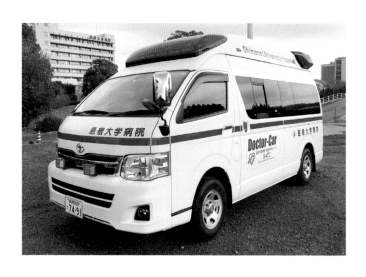

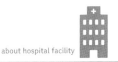
とができます。2019年12月までに300件以上もの外傷現場事案に出動しています。

　現場に医療スタッフが赴くことは、治療が早期に開始されるため重症外傷患者さんにとって大きな恩恵となります。より多くの外傷患者さんの救命のために、これからも最善を尽くします。

・・・・・　**まとめ**　・・・・・

　外傷ドクターカーは、重症外傷患者さんのために、院内ではなく"現場"から医療を展開し、救命率の向上に努めています。

● 令和元年12月12日開催

入退院センターって
どんなところ？

入退院管理センター　竹下 純子

> 入退院センターは「地域と外来・入院病棟の
> 架け橋」です。みなさまのこと、お聞かせく
> ださい。そして、何でもお聞きください。

入院についての説明・心配ごとのご相談

　当院での入院治療が必要な患者さんに必ずお立ち寄りいただく
ところです。事務職員より、「入院に必要な持ち物」「ご希望の病
室確認」「限度額認定手続き」などの説明、看護師による問診を行っ
ております。

　心配事も遠慮なさらずお話しください。例えば、「先生にいろ
いろ聞きたかったけど、聞けなかった」「頭が真っ白になってし
まって、先生の話をもう一度聞きたい」「入院期間はどれぐらい？」
「職場に出す診断書ってどこでもらえるの？」「一人暮らしの父が

入院するけど、今後のことが心配…」などなど。

　また、お体の様子や身の回りのこと、気がかりなこともお聞かせください。「トイレが近くて、夜が心配」「柔らかいご飯が食べやすい」「食べ物のアレルギーが心配」などなど。患者さんやご家族から伺ったことは、外来や病棟、栄養士、医療ソーシャルワーカーなどにきちんとお伝えいたします。

特別室のご案内

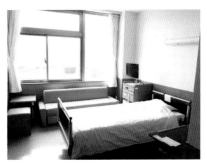

　全ての入院病室の基本設備として、洗面台・トイレ・テレビ・冷蔵庫・クローゼットがあります。プライバシーが保たれ、落ち着いて治療を受けていただけるよう、また面会の方とお部屋でゆっくりお話ししていただけるよう特別室の準備があります。特別室には、テレビ・冷蔵庫の利用料が室料に含まれています。特別室Dは4床室の準個室、特別室Cにはテーブル・ベンチ兼簡易ベッド、特別室Bにはソファーベッド・シャワー、特別室Aにはキッチン・バス・冷凍冷蔵庫・応接セットなどがあります。

入院病棟のご案内

　初めての入院、「病棟ってどこ？」「検査室ってどこ？」「家族が面会に来たとき、病棟までいけるかな？」という疑問・不安な

病院施設・検査機器のはなし　入退院センターってどんなところ？

● 令和元年12月12日開催

どもご安心ください。入院病棟までご案内いたします。

入院中の転倒予防のために

慣れない環境で点滴棒を押してトイレへ行くこともあり、スリッパは滑りやすく危険です。滑りにくいかかとのある靴のご準備をお勧めしています。院内コンビニで販売しておりますのでご検討ください。

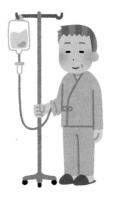
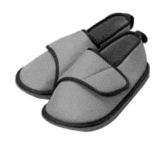

●●●●● まとめ ●●●●●

- 心配事や気がかりなことは遠慮せずにお尋ねください。
- 転倒予防のために「滑りにくいかかとのある靴」をご準備ください。

著 者 一 覧

【病気のはなし】

1 杉 原 一 暢 助教 　　　　　眼科
2 金 井 理 恵 講師 　　　　　小児科
3 三 浦 章 子 助教 　　　　　精神科神経科
4 香 川 雄 三 助教 　　　　　循環器内科
5 榊 原 賢 司 医科医員 　　　麻酔科
6 角 　 昇 平 医科医員 　　　消化器内科
7 濱 口 俊 一 助教 　　　　　呼吸器・化学療法内科
8 池 尻 文 良 助教 　　　　　腫瘍・血液内科
9 小 川 貢 平 助教 　　　　　泌尿器科
10 吉 金 かおり 医科医員 　　腎臓内科
11 小 谷 暢 啓 講師 　　　　　救命救急センター
12 矢 野 貴 久 准教授 　　　　薬剤部
13 筒 井 愛 佳 医科医員 　　　眼科
14 中 川 優 生 助教 　　　　　皮膚科
15 矢 﨑 友 隆 医科医員 　　　肝臓内科
16 松 田 悠 平 助教 　　　　　歯科口腔外科・口腔ケアセンター
17 青 井 典 明 准教授 　　　　耳鼻咽喉科
18 近 藤 正 宏 講師 　　　　　膠原病内科
19 稲 垣 諭 史 医科医員 　　　脳神経内科
20 山 上 信 生 助教 　　　　　整形外科
21 辻 　 将 大 助教 　　　　　脳神経外科
22 三 浦 章 子 助教 　　　　　精神科神経科
23 山 口 一 人 助教 　　　　　循環器内科

【健康のはなし】

1 熊 谷 英 岳 言語聴覚士 　　リハビリテーション部
2 木 島 庸 貴 講師 　　　　　総合診療科
3 守 田 美 和 助教 　　　　　内分泌代謝内科

④	金 山 友 紀	栄養士	栄養治療室
⑤	原 友 美	助教	産科・婦人科
⑥	金 沢 一 平	講師	内分泌代謝内科

【病院施設・検査機器のはなし】

①	山 本 昌 弘	講師	入退院管理センター
②	麻 生 弘 哉	副診療放射線技師長	放射線部
③	大 野 智	教授	臨床研究センター
④	安 田 真 紀	看護師長	地域医療連携センター
⑤	木 村 かおり	助教	Aiセンター
⑥	鬼 形 和 道	教授	臨床遺伝診療部
⑦	明 穂 一 広	臨床工学技士長	MEセンター
⑧	山 本 泰 司	助手	放射線部
⑨	長 子 由香理	看護師	認知症疾患医療センター
	新 藤 舞	技術職員	認知症疾患医療センター
⑩	板 倉 正 幸	講師	乳腺・内分泌外科
⑪	三 吉 由美子	副看護部長	看護部
⑫	槇 原 貴 子	MSW(医療ソーシャルワーカー)	がん患者・家族サポートセンター
⑬	濱 田 智津子	助教	検査部
⑭	板 脇 綾 子	医科医員	光学医療診療部
⑮	岡 和 幸	助教	高度外傷センター
⑯	竹 下 純 子	看護師長	入退院管理センター

※所属職名は講師担当時のもの

152

島大病院 ちょっと気になる健康講座 6

2020年3月30日　発行

監修・編集　島根大学医学部附属病院
　　　　　　〒693-8501 島根県出雲市塩冶町89-1
　　　　　　TEL（0853）23-2111（代表）

発　　行　今井印刷株式会社
　　　　　　〒683-0103 鳥取県米子市富益町8
　　　　　　TEL（0859）28-5551

発　　売　今井出版

印　　刷　今井印刷株式会社

製　　本　日宝綜合製本株式会社